2022 农家书屋专用

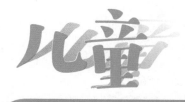

儿童
预防接种
与保健

主编 李碧桃 罗 艳 柯 枰

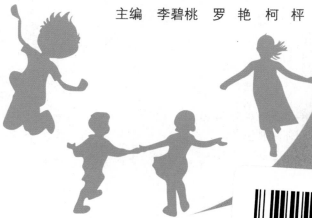

U0353221

云南出版集团
云南科技出版社
·昆明·

图书在版编目（CIP）数据

儿童预防接种与保健 / 李碧桃, 罗艳, 柯枰主编
. —— 昆明 : 云南科技出版社, 2021.6（2022.5重印）
　ISBN 978-7-5587-3564-6

　Ⅰ.①儿… Ⅱ.①李… ②罗… ③柯… Ⅲ.①儿童 –
疫苗 – 预防接种 – 普及读物 Ⅳ.①R186-49

中国版本图书馆CIP数据核字(2021)第115687号

儿童预防接种与保健

ERTONG YUFANG　JIEZHONG YU BAOJIAN

李碧桃　罗　艳　柯　枰　主编

出 版 人：温　翔
策　　划：刘　康
责任编辑：汤丽鋬　马　莹
封面设计：长策文化
责任校对：张舒园
责任印制：蒋丽芬

书　　号：ISBN 978-7-5587-3564-6
印　　刷：文畅阁印刷有限公司
开　　本：787mm×1092mm　1/16
印　　张：9.25
字　　数：148千字
版　　次：2021年6月第1版
印　　次：2022年5月第2次印刷
定　　价：45.00元

出版发行：云南出版集团　云南科技出版社
地　　址：昆明市环城西路609号
电　　话：0871-64192372

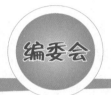

儿童预防接种与保健

主　编：

　　李碧桃　（昆明医科大学第一附属医院）

　　罗　艳　（昆明医科大学第一附属医院）

　　柯　枰　（昆明医科大学第一附属医院）

副主编：

　　刘碧惠　（昆明医科大学第一附属医院）

　　刘燕南　（昆明医科大学第一附属医院）

　　朱燕妮　（昆明医科大学第一附属医院）

　　罗　勤　（昆明医科大学第一附属医院）

　　段企杭　（昆明医科大学第一附属医院）

参　编：（排名不分先后）

　　黄　娟　（昆明医科大学第一附属医院）

　　蒋丽仙　（昆明医科大学第一附属医院）

　　喻　璨　（昆明医科大学第一附属医院）

　　王　睿　（昆明医科大学第一附属医院）

　　邰先艳　（昆明医科大学第一附属医院）

　　杨春燕　（昆明医科大学第一附属医院）

　　朱　蓓　（昆明医科大学第一附属医院）

　　陈　佳　（昆明医科大学第一附属医院）

　　施　银　（昆明医科大学第一附属医院）

　　陈　岚　（云南省第一人民医院）

　　陈　倩　（昆明医科大学第二附属医院）

　　马　玲　（昆明医科大学第一附属医院）

插画绘制：

　　刘　彤　（昆明医科大学第一附属医院）

　　王玺燃　（云南师范大学附属小学）

前　言

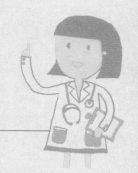

孩子健康快乐成长是每一个家庭最大的心愿。每个孩子只有一次正常发育的机会，家长的关心、爱护将会为他们带来健康、幸福的一生。

孩子出生前在母体内由受精卵发育成胎儿。出生后，新生儿期、婴儿期、幼儿期、学龄前期，直到学龄期，都是孩子体格和心理快速发展的时期，也是十分脆弱的时期。此阶段他们各个器官的生理功能不完善，免疫防护能力不健全，缺乏独立生活和保护自己的能力，易受外界各种因素的影响，容易发生各种营养性疾病、感染性疾病，心理行为问题也往往在这个时期种下根源。

生长发育是一个漫长的过程，容易受到不利因素的影响，而定期体检是及时查找不利因素，做到有病早治、无病早防的重要手段。儿童时期，尤其是婴幼儿时期是人的一生中生长发育最迅速、最重要的时期，也是各种能力发展的关键期。这一时期的卫生保健和养育方法是否得当，不仅关系到孩子的健康成长，而且对他们的一生都有着极大的影响。因此，要培养一个健康、聪明、社会适应能力强的孩子，必须从出生抓起，及早进行系统保健。只有通过对孩子儿童时期的生长情况、营养状况、疾病情况、神经心理发育情况进行定期、动态、系统监测，及时发现营养偏离、疾病状况、发育落后和心理偏离等潜在问题，及早进行干预和保健指导，才能保障儿童早期全面健康发展。

为了能让更多家长系统地了解儿童各个发育阶段的关注重点和预防接种相关要点，本书依据儿童各个生长发育阶段的重点，对预防接种、生长发育、营养喂养、心理行为等各个方面进行阐述，便于家长参考正常儿童发育顺序及各个发育里程碑，及时发现生长发育偏离的迹象，既可以纠正已经出现的生长发育偏离，又可以知道下一阶段生长发育重点，提前做好训练准备。

本书编写过程中难免有疏漏之处，敬请广大读者朋友批评指正。

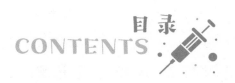

目录
CONTENTS

预防接种篇

第七章　预防接种常见问题解答 / 61

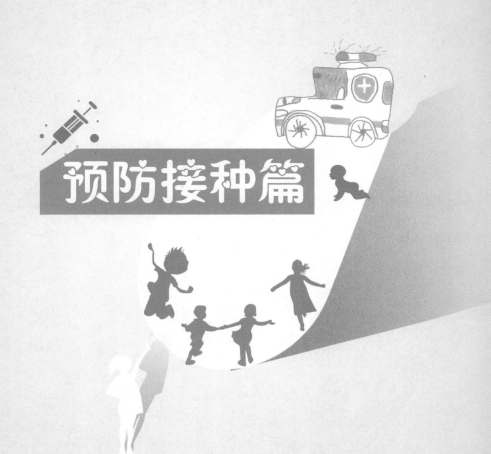

预防接种篇

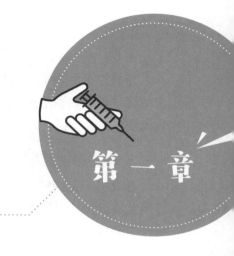

预防接种基础知识

第一章

了解儿童预防接种，首先应当了解预防接种的基础知识，包括什么是疫苗，为什么要预防接种，预防接种有什么要求，等等。

> **知识加油站**
>
> 早在11世纪，中国就有了"种痘之术"，开创了人类天花病预防之先河。公元1688年，俄国最先派人来中国学习"痘医之术"。之后，痘医之术由俄国传入土耳其，英国驻土耳其大使蒙塔古的夫人于1717年将此术传入英国。1744年，中国的痘苗接种医师李仁川到达日本长崎，从此，日本人也学会了"种痘之术"。在中国痘医之术的基础上，爱德华·詹纳（Edward Jenner）发明了"牛痘接种法"并取得人体试验的成功，预防天花的疫苗由此产生。

一 预防接种与疫苗

1. 预防接种

预防接种就是人们常说的"打预防针"，它是用人工方法将疫苗接种到人体，使之产生抵抗某种传染病的能力，达到免疫的目的，从而实现控制和消灭某种传染病的目标。

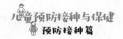
2. 疫　苗

将病原微生物（如细菌、立克次体、病毒等）及其代谢产物，经过人工减毒、灭活或利用转基因等方法制成的，用于预防传染病的生物制剂被称为疫苗。

3. 预防接种的目的

通过将疫苗接种于健康人身上，使机体产生抗体，获得特异性免疫，产生免疫保护，发挥预防和控制传染病发生的作用。例如，接种麻疹疫苗可预防麻疹。

4. 预防接种服务的要求

预防接种的实施，必须由合格的接种单位和专业接种人员在接种门诊为适宜接种的对象进行接种。

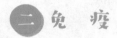 免　疫

免疫是机体识别"自己"和"非己"，排除"非己"，以使机体环境达到新的平衡和稳定的生理功能。免疫分为自然免疫和人工免疫两种类型。

1. 自然免疫

自然免疫包含天然自动免疫和天然被动免疫两种类型。

（1）天然自动免疫

感染某种传染病后机体获得的免疫力称为天然自动免疫。由于感染传染病后每个人的症状轻重不一，重者可危及生命，因此，依靠天然自动免疫来提高免疫力的方式有风险。

（2）天然被动免疫

通过胎盘或乳汁，母亲把抗体传递给胎儿或婴儿，使胎儿或婴儿不易得某些传染病，这就是天然被动免疫。但这类抗体通常在婴儿半岁后逐渐消失。

2. 人工免疫

与自然免疫相类似，人工免疫也包含两种类型，即人工自动免疫和人工被动免疫。

（1）人工自动免疫

人工自动免疫是指将已经死亡的、对人无毒的，或毒力减弱的、活的细菌和病毒及其毒素接种到人体内，经过一段时间之后，由于受到刺激，机体可产生相应的抗体从而具有抵抗某种疾病的能力。人工自动免疫的目的是用人工的方法使机体产生自动免疫。在没有染病之前，给孩子接种疫苗，使其体内产生相应的抗体。当机体再次受到同种的细菌或病毒侵袭时，机体就有能力歼灭这些入侵之"敌"。卡介苗、麻疹疫苗、口服脊灰疫苗等都属于人工自动免疫疫苗。通常情况下，在接种疫苗 1 ~ 4 周后机体产生抗体，免疫抗体可保持数日至数年，因此，人工自动免疫疫苗须反复接种。

（2）人工被动免疫

将患过某种传染病而获得抗体的人或动物的血清或血清制品注射到没有该传染病免疫抗体的人的体内，以增加人体免疫力、预防疾病的方式被称为"人工被动免疫"。例如，注射白喉抗毒素防治白喉即直接将抗体注射至人体内，增加机体内消灭入侵的致病微生物的有生力量，从而防止机体发病或减轻症状。人工被动免疫的特点是注射后立即生效，但维持时间短，通常 2 ~ 3 周抗体滴度逐渐衰减。因此，人工被动免疫仅适用于紧急预防。

三 预防接种的作用原理

当细菌或病毒侵入人体时，人体会产生抵抗该细菌和病毒的物质——抗体。疾病痊愈后，这种特异性抗体仍会存留在人体内。如果这种细菌再次侵入人体，人就有抵抗能力而不再患病。如麻疹、水痘、腮腺炎、百日咳等传染病，人患过一次后，就不会再患第二次，就是这些特异性抗体在发挥作用。

预防接种就是根据这个原理进行人工预防，具体方法是将被特殊处理过的细菌、毒素或病毒制成各种特异性的疫苗接种到人身上，刺激人体产生特异性抗体。当再有同样的病原体侵入人体时，机体就有足够的抵抗力去消灭它们，避免发病或减轻症状。

专家解读　预防接种能终身免疫吗？

预防接种后免疫效果持续时间不仅因制剂不同而有差异，与被接种者的年龄亦有一定关系。例如，麻疹疫苗接种成功后，免疫效果可维持几年甚至十几年，但出生 6 个月以内的婴儿接种麻疹疫苗免疫效果并不明显。因此，麻疹疫苗的免疫程序是从出生后 8 月龄开始。口服脊髓灰质炎疫苗的免疫效果也可以维持数年，但百日咳菌苗的免疫效果相对不够理想，即使间隔 6 ~ 8 周连续注射 3 次，也不能持久。有的疫苗每隔一定时间就需要再加强接种。

预防接种毕竟与天然免疫的情况不同，因为预防接种是依赖人工的方法把已经死亡的、对人体无毒的，或者减弱了毒力的活细菌、病毒或毒素接种到人体，使人体产生相应的抵抗能力（抗体）。预防接种对人体的刺激远远低于自然感染并且相对安全，但免疫力的持续时间也就没有自然免疫长久。目前，预防接种还不能做到接种后终身免疫。

即使接种同一种疫苗，由于个体的免疫功能有差异，每个人产生的免疫效果不尽相同；即使有同样的免疫水平，由于个人的卫生习惯不尽相同，感染微生物的程度有差异，预防效果也不会相同。

四 预防接种的方法和原则

1. 预防接种的途径

预防接种的方法包括注射法和口服法。注射法既有皮下注射法、皮内注射法，还有肌内注射法，需要根据疫苗的情况，由专业接种医师按要求操作。

（1）皮下注射法

减毒疫苗，如乙脑疫苗、麻疹疫苗等，一般都选择皮下注射的方法进行接种。皮下注射的部位一般选在上臂外侧三角肌附着处。

（2）皮内注射法

部分疫苗，如卡介苗，需采用皮内注射法进行接种，接种部位多选在上臂三角肌下缘外侧。

（3）肌内注射法

灭活疫苗，如乙肝疫苗、百白破疫苗等，一般多选择肌内注射的方法进行接种，注射部位多在上臂外侧三角肌处或大腿前外侧中部。

（4）口服法

口服法简单易行，便于推广，如脊灰减毒活疫苗、轮状病毒活疫苗等都是采用口服的方式进行接种。

2. 预防接种的原则

预防接种应遵循以下原则：①按照免疫程序表所列各疫苗剂次的接种时间接种，即按照接种的年龄要求进行接种；②必须达到全程接种，儿童达到相应剂次疫苗的接种年龄时，应尽早接种；③如果儿童未按照上述推荐的年龄及时完成接种，应根据补种通用原则和每种疫苗的具体补种要求尽早进行补种。

五 预防接种要有始有终

预防接种可以增加人体对传染病的抵抗力，但在预防接种后，人体并不是立即就能产生抗病能力（抗体）。通常，人体在接种后需1～4周或更长时间才能生成抗体，发挥预防疾病的作用。抗体只在一定的时间内有效，如注射麻疹减毒活疫苗的免疫期为4～6年，注射流行性乙型脑炎疫苗免疫期为1年，过了这个时期抗体水平就会逐渐消退，人体感染传染病的可能性就增大。因此，为了获得相对长时间的有效免疫，让人体保持持续抵抗力，就必须按规定期限复种或加强接种。

此外，由于各种疫苗的特性不一样，有的只需接种1次，有的需要接种2～3次后机体才能产生抗体，达到预防疾病的目的。所以，不论是注射或口服疫苗，都必须按规定的次数进行，否则将不能发挥理想的免疫效果。

总之，预防接种要有始有终，坚持按时、全程接种疫苗，并且有需要时还应进行加强接种。只有这样，才能发挥预防接种的作用，真正达到预防传染性疾病的目的。

六 不同疫苗同时接种

不同的疫苗同时接种需要考虑两方面因素：①不同疫苗相互之间是否会干扰免疫应答；②是否会增加接种不良反应的发生率。

按照《国家免疫规划儿童免疫程序及说明（2021年版）》的规定，儿童疫苗接种应当注意以下情况。

1. 同时接种不同疫苗

现阶段，国家免疫规划的疫苗均可按照免疫程序或补种原则同时接种。但是两种及以上注射类疫苗应在不同部位接种。严禁将两种或多种疫苗混合吸入同一支注射器内接种。

2. 疫苗接种间隔

两种及以上国家免疫规划使用的注射类减毒活疫苗，如果未同时接种，应间隔28天以上接种。但是，国家免疫规划使用的灭活疫苗和口服脊灰减毒活疫苗，如果与其他种类国家免疫规划疫苗（包括减毒疫苗和灭活疫苗）未同时接种，对接种间隔未予限制。

3. 接种时间冲突

如果免疫规划疫苗和非免疫规划疫苗接种时间发生冲突时，应优先保证免疫规划疫苗的接种。

过去人们认为，几种疫苗同时接种可能互相影响，甚至造成接种后反应增强。因此，有些地方规定，两种灭活疫苗接种之间必须间隔2周，两种活菌苗或活疫苗的接种之间必须间隔4周。但是，新的研究表明，并不是所有疫苗都不能同时接种。例如，在口服脊髓灰质炎疫苗的同时接种百白破疫苗，非但不会影响免疫力的增加，还可避免机体反应加重。但为了保证安全，两种或两种以上免疫制剂不能同时应用在同一部位。

> **知识加油站 »**
>
> 人自出生后就面临诸多疾病威胁，获得"保护力"的主要途径有三种：从母体获得、通过患病获得或者接种疫苗获得。
>
> ·从母体获得。出生时，婴儿通过胎盘、脐带从母体获得的抗体是最初的"保护力"。出生后6个月以内，婴儿体内具有来自母体的抗体，一般不易患传染病；6个月以后，宝宝体内的母传抗体逐渐减弱，而自身免疫系统发育不成熟，机体免疫处于低水平，患传染病的可能性增大。同时，婴幼儿时期很多药物使用受限，宝宝无法获得有效治疗。因此，采取预防手段控制感染性疾病尤为重要。
>
> ·患病获得。患传染病后，机体可产生针对该病的特异性抗体，并拥有持久保护力。但是，孩子感染传染病，不仅会影响生长发育，甚至可能致残或危及生命，从而给家庭和社会带来沉重的经济负担。因此，通过患病让孩子获得免疫力并非明智的选择。

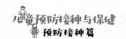

·接种疫苗获得。接种疫苗是目前世界各国公认最经济、最有效的预防传染病的措施之一，也是世界卫生组织等权威机构推荐的预防传染病的方式。接种疫苗不仅仅可以帮助宝宝预防疾病，还减少了宝宝未来的健康威胁，是一种长期的健康投资。要想使疫苗的免疫效果得到充分的发挥，就必须按照接种程序严格实施免疫接种，这样才能让孩子获得并维持较高水平的免疫效果，建立完善的免疫机制，有效防控一些流行的传染病。

疫苗接种是一种快捷的保护健康的办法，但大多数疫苗需在完成免疫程序2周至1个月之后才能有效地发挥保护作用。因此，越早接种疫苗就能越早得到免疫机制的保护。

儿童都应该按照国家规定的免疫程序来接种疫苗，目的是为了保护儿童，避免儿童感染一些流行性疾病，因为免疫接种是预防感染性疾病最安全，也是最有效的措施。孩子日后办理入托、入学甚至出国手续时都要出示接种凭证。

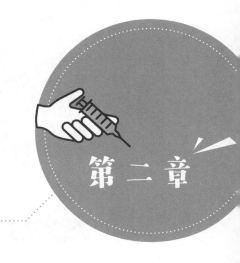

疫苗的分类

第 二 章

根据国家政策、疫苗性质、疫苗成分，对疫苗有三种不同的分类方法。

一 按国家政策分类

根据国家政策，可将疫苗分为免疫规划疫苗和非免疫规划疫苗两类。这两类疫苗的划分标准不是按照疾病的危害程度来划分，而是按照政府是否有足够的财政拨款来区分的。

1. 免疫规划疫苗（一类疫苗）

免疫规划疫苗是国家规定纳入计划免疫、政府免费向公民提供、公民应当依照规定受种的疫苗，一般用于：①预防严重危害儿童健康的常见传染病；②预防在我国发病率和死亡率相对较高的传染病；③其他国家普遍纳入免疫规划的疾病和纳入全球消灭或控制的疾病等。一类疫苗就像国家的义务教育，是免费的、公民必须接种的疫苗。

2. 非免疫规划疫苗（二类疫苗）

非免疫规划疫苗是指由公民自费并且自愿受种的其他疫苗。二类疫苗的选择可以根据孩子自身情况、各地区不同状况和家庭经济条件而定。二类疫苗更像高等教育，公民自愿、自费接种。二类疫苗应在不影响一类疫苗接种的前提下选择性注射。

> 知识加油站
>
> 计划免疫包括两个程序：全程足量的基础免疫和后续的加强免疫。基础免疫是指在1周岁内就完成了初次免疫接种；加强免疫是指根据接种疫苗后能持续免疫的时间和人群中的免疫水平以及疾病流行的情况再适时地进行免疫复种，以实现巩固免疫的效果，达到预防疾病的目的。

专家解读　**接种二类疫苗有必要吗？**

所有上市的疫苗，不论是一类疫苗还是二类疫苗都非常重要。一类疫苗和二类疫苗是国家对于免疫接种计划进行的一种行政分类，并不是基于医学基础进行的分类。

部分二类疫苗所针对的传染病对人们，尤其是儿童的健康威胁很大，如HIB、流感、水痘、手足口病等。因此，在有条件的情况下，接种这些二类疫苗可以有效避免感染此类疾病，捍卫健康。此外，部分二类疫苗是一类疫苗的有效补充或替代，如五联疫苗、灭活甲肝疫苗等，接种这些疫苗可以为机体提供更好的抵抗力。

伴随着国家经济和体制的发展，一类疫苗涵盖的种类会越来越多，国家会为公民提供更全面、更优质的预防接种服务。

二　按疫苗性质分类

1. 减毒疫苗（活疫苗）

用弱化的病毒或细菌菌株制备的疫苗就是减毒疫苗。通过人工方法，将致病的病毒或细菌的毒力降低至不能使人致病，又保留了刺激人体产生免疫应答的状态，使受种者在不得病的情况下获得对特定疾病的免疫力。

知识加油站

减毒活疫苗接种全过程类似轻型、没有症状的自然感染，通常减毒活疫苗接种剂次比灭活疫苗少，接种后产生抗体水平和持久时间也会高于和长于灭活疫苗。

2. 灭活疫苗（死疫苗）

经过处理，使细菌或病毒活性完全丧失的疫苗被称为灭活疫苗。

专家解读 **哪些宝宝不能接种减毒活疫苗？**

有免疫缺陷、免疫功能低下、正接受免疫抑制剂治疗等情况的宝宝禁用减毒活疫苗。因为减毒活疫苗可能会在这些宝宝体内过度复制而由此引发严重疫苗不良反应。如果不能确定宝宝是否有以上情况，建议选择灭活疫苗。

三 按疫苗成分分类

根据疫苗所含有的抗原成分，疫苗又可以划分为单苗和联合疫苗。

1. 单 苗

单苗是指仅含有一种病原体的一种或多种血清型抗原成分的疫苗。如麻疹疫苗、乙肝疫苗都属于单苗。

2. 联合疫苗

联合疫苗是指由两种或多种活的、灭活的病原体或提纯的抗原联合配制而成的疫苗。如麻腮风疫苗、百白破疫苗、五联疫苗都属于联合疫苗。

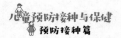

专家解读 有必要接种联合疫苗吗？

父母可以根据专业医生的建议，综合考虑孩子的接种需求和家庭经济情况，适当选择联合疫苗接种。接种联合疫苗可以达到接种一次疫苗能同时预防多种传染病的目的，可减少儿童接种疫苗剂次，从而有效降低接种疫苗后发生偶合症的风险。

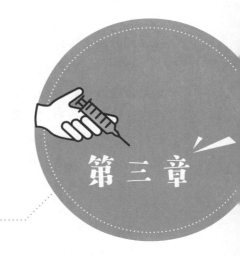

疫苗接种的禁忌证

第三章

免疫接种可以增强孩子的免疫力，通过接种抗原刺激机体，使孩子体内产生特异性抗体来对付细菌、病毒。但是，如果孩子身体出现某些特殊情况而不适合接种疫苗，我们就称之为"禁忌证"。每种疫苗所含抗原不同，禁忌证也不相同。为了防止和减少预防接种副反应的发生，各种疫苗都规定了当预备接种该疫苗的人患有某种疾病或处于某种特殊生理状况下不宜接种该疫苗的禁忌证。

疫苗接种禁忌证一般分两大类：①暂时禁忌证。早产儿、难产儿、正在发热或患一般疾病急性期的婴幼儿属于"暂时禁忌证"的情况，这些宝宝可以在疾病康复后补种。②绝对禁忌证。如果孩子具有免疫功能缺陷或是严重过敏体质，这属于减毒活疫苗"绝对禁忌证"的情况，接种疫苗可能导致异常反应甚至危及生命。依据《特殊健康状态儿童预防接种专家共识之三——原发性免疫缺陷病的预防接种》，待患儿病情平稳后，家长需要根据专家建议，根据不同疾病和疾病的不同时期及时进行疫苗接种。人类免疫缺陷病毒（HIV）抗体阳性母亲所生孩子接种国家免疫规划疫苗时，建议先咨询相关专业医务人员。

由于每个人体质不同，接种疫苗后出现的反应程度也有所差异。为避免或减轻接种反应，家长应在接种前掌握儿童身体情况。

第一，患有皮炎、牛皮癣、严重湿疹以及化脓性皮肤病的孩子建议暂缓接种疫苗，等到病情稳定或好转后再行补种。

第二，患有肝炎、结核、严重心脏疾病的孩子应在医生的指导下，决定是否进行预防接种。患有肝炎、结核、心脏病孩子的体质都相对较差，可能无法承受疫苗接种带来的不良反应。此外，接种疫苗后，肝脏和肾脏需调动自身的解毒、排泄等功能应对免疫接种带来的相关反应，肝肾负担增大，让孩子的健康状况"雪上加霜"。

第三，患有肾炎的孩子在服用激素期间以及病愈初期都不宜进行预防接种。

第四，传染病暴发期，孩子如果接触过传染病人则不宜马上进行预防接种，须经过观察，在确认没有被感染后，在医生的指导下才能进行接种。如果孩子正处于急性传染病发病期或痊愈不足两周，都应暂缓接种。

第五，患有神经系统疾病，如癔症、癫痫、大脑发育不全等疾病的孩子，应慎重进行预防接种。

第六，患有重度营养不良、严重佝偻病、先天性免疫缺陷的孩子不宜接种减毒活疫苗。这些患儿免疫功能低下，蛋白质的缺乏还会影响抗体产生，接种疫苗后免疫效果一般都不理想。建议待疾病症状改善后再行接种。

第七，对于患有哮喘、荨麻疹或接种疫苗有过敏史的孩子，更不宜进行预防接种。疫苗中极其微量的过敏原，对于一般儿童来说，不会有任何影响，但对于过敏体质的儿童来说，能使其发生极其严重的过敏反应，危害健康。

第八，白血病、恶性肿瘤患儿不宜进行预防接种。

第九，当孩子腹泻或患有痢疾时不宜服用脊髓灰质炎减毒活疫苗。腹泻会让孩子把疫苗很快地排泄掉，导致疫苗失去作用。另外，如果是病毒导致孩子腹泻，此时接种疫苗则会干扰疫苗产生免疫力，需等到疾病好转后两周再进行接种。

第十，不宜接种疫苗的儿童遇到意外而必须接种时，如被犬咬伤不得不接种狂犬疫苗，家长一定要在医生指导下才可以接种，接种后务必密切

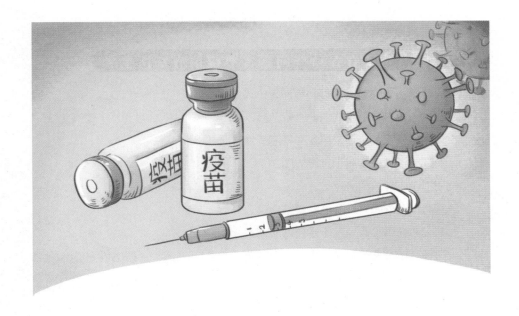

观察孩子的情况。

第十一，当孩子患有急性疾病如发热、腹泻、呕吐等情况时应暂缓接种。如果孩子发热体温超过37.5℃，应检查清楚发热的原因，待退热或疾病治愈后再行接种。否则，预防接种后出现体温升高的不良反应，会加重病情。另外流感、麻疹、脑膜炎、肝炎等急性传染病的早期症状都有发烧，接种疫苗不仅会加快发病，还会使病情加重，给医生诊断带来困难。同时，接种后疫苗中的一些抗原成分会与致病的细菌互相干扰，影响机体免疫力的产生。预防接种时，孩子发热要及时告诉接种医生，由医生根据情况预约合适的时间进行接种。

一般来说，免疫缺陷症、白血病、淋巴瘤及其他恶性肿瘤的患儿，会因药物引起免疫抑制等情况，不能接种活病毒疫苗；不推荐结核病低发地区的孩子接种卡介苗，有症状的阳性者也不宜接种卡介苗；患有神经系统疾病的人不能接种乙脑、流脑和百日咳的疫苗。重症慢性病患儿应暂缓接种或慎用疫苗。

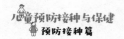

孩子存在哪些问题需要提前告知医生？

孩子存在下列情况，请务必告知医生：

· 惊厥、癫痫及脑部疾患。

· 有免疫缺陷或正在使用免疫抑制剂治疗。

· 有严重过敏史或属于过敏体质。

· 对疫苗中任一成分过敏。

· 患有严重的心脏、肝脏、肾脏疾病。

· 患有急性传染病或处于结核活动期。

· 孩子在前一次接种疫苗后出现了高热、惊厥、抽搐、注射部位出现肿块、荨麻疹等反应。

预防接种前后的注意事项

第四章

　　疫苗就相当于孩子生命健康的"防火墙"。从孩子出生后，家长或监护人就要依照免疫程序，按时带孩子前往有资质的接种单位接种疫苗。接种完成后，接种服务人员会做好接种记录，家长应注意保管好接种证。除此之外，家长还应注意以下情况。

 接种前

　　孩子接种前，家长们应当注意以下事项：

　　①接种前一天应给孩子洗澡，保持接种部位皮肤清洁。

　　②接种当天应为孩子换上宽松易穿脱的衣物，以方便暴露接种部位（胳膊或大腿）。

　　③向医生说明孩子的健康状况，如有不适症状，应遵医嘱，另行预约接种疫苗的时间。

　　④避免空腹接种疫苗，空腹（饥饿）时，血糖过低，可引起严重反应，应进餐后再接种疫苗。

　　⑤准备好预防接种证，在医生体检后，确认没有接种禁忌证后再进行预防接种。

　　⑥确保孩子在接种前有充足睡眠（避免在睡眠状态中给孩子接种疫苗）。

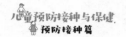

二 接种后

孩子接种后，家长们应当注意以下事项：

①接种完成后，孩子需在接种场所观察30分钟，确认没有不良反应再离开医院。预防接种后要避免剧烈活动，家长应悉心照料，注意观察孩子的反应，避免忽视迟发性不良反应。

②接种口服减毒活疫苗切忌用热水或饮料送服，以免将疫苗中的活病毒杀死，影响免疫效果。接种口服减毒活疫苗半小时内不宜给孩子吃热的食物或给孩子哺乳。

③在接种疫苗后，少数孩子接种局部可出现红肿、疼痛反应或出现低烧的情况；如果情况不严重一般不需特殊处理，一旦情况恶化应立即送医。热敷可促进硬结消散，针对接种部位出现的硬结，家长可用适宜温度的干净毛巾，给孩子每天热敷3~5次，每次15~20分钟。

④在接种卡介苗2~3周后，接种部位会出现红肿，而后逐渐形成一个自行溃破的小脓包，溃破处结成痂皮后可自行脱落，留下一个小疤痕，这是接种卡介苗后的正常反应，家长不必过分紧张。

⑤极少数的孩子接种后，接种部位会出现红肿、发热，甚至出现全身性皮疹等过敏反应、高热等，一旦出现上述情况家长应及时向预防接种门诊人员咨询，采取相应的措施。

三 回家后

回家后家长应当：

①认真核对接种记录，保管好预防接种证。

②孩子接种当天应当避免吃羊肉、鱼、虾、海鲜等，尽量多喝水。

③接种后24小时内避免洗澡，以防弄湿接种部位引发感染。

④接种后2~3天，避免让孩子剧烈运动。

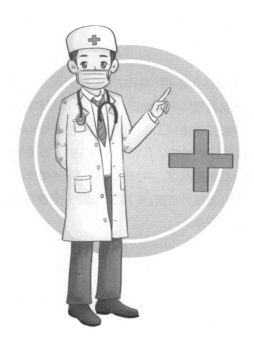

预防接种证

预防接种证是个人接受预防接种的记录和有效证明。每个适龄儿童都应当按照国家预防接种相关规定，建立预防接种档案，办理预防接种证，按时进行预防接种。儿童家长或者监护人应当及时向预防接种相关机构申请办理预防接种证。幼儿园、中小学校在办理入托、入学手续时应当注意查验预防接种证。没有按国家规定进行接种的儿童应当及时安排补种。儿童家长或监护人要妥善保管好预防接种证并按国家规定的免疫程序、时间到指定的接种点接受免疫接种。如果儿童迁移、外出、寄居外地而未完成国家规定的预防接种程序，可凭接种证在迁移后的新居或寄居所在地预防接种门诊（点）继续完成疫苗接种。

当儿童全部完成国家规定的免疫程序后，家长应妥善保管好接种证。入托、入学、入伍和出入境时都需要查验接种证。预防接种证应妥善保管，如有遗失或损坏及时到发证单位办理补证手续。

接种证是儿童预防接种的凭证、记录和证明，孩子出生后监护人应及时在产科办理预防接种证，如未能在产科办理，应在一个月内到儿童居住地承担预防接种工作的接种门诊办理预防接种证。未按期办理或遗失接种证应及时补办。儿童家长或监护人要妥善保管预防接种证。每次接种时必须携带此证，并按预防接种通知单或者预约日期到指定预防接种单位给儿童接种疫苗。每次接种后，一定要核对接种疫苗的名称、时间、批号等信息记录。

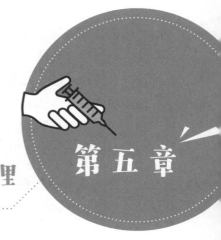

接种疫苗后的反应及处理

第五章

对人的机体而言，任何疫苗都是外来的刺激。接种疫苗，实际上就是人为的一次轻微感染。机体生来就有"排斥非己"的本能，因此，接种疫苗后就会出现不同程度的反应。这种反应的轻重，与疫苗性质和个体体质密切相关。接种疫苗后出现不良反应的风险远远低于不接种疫苗造成传染病传播的风险，所以我们应该正确认识疫苗接种的不良反应，并注意与疾病相区别。

 一 一般反应

绝大多数儿童在接种疫苗后出现的不良反应都是轻微反应，这是疫苗本身所具有的特性引起，对机体只会造成一过性生理功能障碍的反应，主要有发热、局部红肿、硬结，同时可能有全身不适、倦怠、食欲不振、乏力等综合症状。

1. 轻微局部反应

接种疫苗当天，接种部位可出现红、肿、热、痛等症状，一般2～3天消退。几乎每一种经注射接种的疫苗都可能引起这种局部反应。

对于轻微的局部反应，一般不需特殊处理，大多数儿童经适当休息即可恢复正常。如果接种部位红肿范围逐渐扩散，可进行冷敷，用干净毛巾垫在红肿局部，将冰袋置于毛巾上，每天2~3次，每次10~15分钟。如接种局部仅有硬结，可在接种部位进行干热敷或湿热敷，每日数次，每次10~15分钟，可以促进消肿、减轻疼痛。个别严重的红肿、疼痛反应可酌情给小剂量解热镇痛药。注意不要让孩子抓挠注射部位，以免引起继发性感染。如果红、肿、热、痛持续性加剧，孩子局部淋巴结出现明显的肿大和疼痛，提示可能发生继发性感染，需及时送医。

2. 局部特殊反应

卡介苗皮内注射的孩子2~3周后可出现局部特殊反应：接种部位出现皮肤红肿，中央部位可渐渐软化形成白色脓包。小脓包可自行吸收或破溃成脓疡结痂自愈。愈后接种部位留有一永久性圆形疤痕。从形成硬块、出现脓包、溃疡到结痂的过程一般需要8~12个月，这是卡介苗引起的特异性反应，属于正常反应。

注射卡介苗出现的局部反应严禁热敷或冷敷，以防细菌侵入引发感染。家长需对孩子加强生活护理，勤换衣物。如果局部出现破溃可涂甲紫，严重时也可用外用消炎药来预防感染。

3. 全身反应

全身反应一般在接种疫苗后的24小时内出现，以发热为主，同时伴有乏力、嗜睡、烦躁和周身不适等全身症状。少数孩子还会出现恶心、呕吐、腹痛、腹泻等胃肠道症状，一般1~2天内症状消失。接种减毒活疫苗出现全身反应较晚，一般为5~7天。如麻疹疫苗，一般在接种1周左右出现全身反应。

如果孩子体温<38.5℃，没有其他明显不适，则无须特殊处理，让孩子多休息，多饮温水，清淡饮食，一般1~2天体温就能恢复正常。

如果孩子体温≥38.5℃，同时伴有较严重的烦躁、呕吐等症状，或体温持续不退两天以上并有继续上升的趋势，则需要考虑孩子是否感染了其他病菌。这个时候家长一定要带孩子去医院就诊，对症处理。

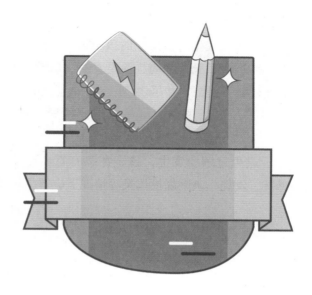

4. 偶合反应

偶合反应是指疫苗接种后偶合其他疾病的情况，即被接种者在接种时正好处于某一急性传染病的潜伏期或前驱期，接种后巧合发病。偶合反应的发生与预防接种本身没有因果关系。在接种前，家长应与接种医生详细沟通孩子身体情况，尽量避免偶合反应的发生。

二 异常反应

1. 晕 针

晕针的情况在注射疫苗后即刻或数分钟内就可发生，多见于体质较弱的孩子，可表现为突然丧失知觉、呼吸减慢。晕针常与接种时空腹、疲劳、接种室空气不好、孩子精神紧张或恐惧有关。晕针时应立即让孩子平卧，把头放低，开窗换气或把孩子转移到空气新鲜的地方，口服温开水或糖水，一般经过休息后可恢复。

2. 过敏反应

一般接种后发生过敏反应的孩子很少。但是当接种后，孩子出现面色苍白、心跳加快、脉搏细弱、手足发凉、口唇发紫、抽搐、昏迷等症状，都要立即让孩子平卧，并尽快请医生抢救。

如果孩子出现皮疹，可在医生的指导下给孩子使用脱敏药物进行治疗。

为了避免过敏的发生，孩子在患有急性传染病或处于传染病的恢复期、感冒、发烧、急性扁桃体炎等情况下应暂缓接种。

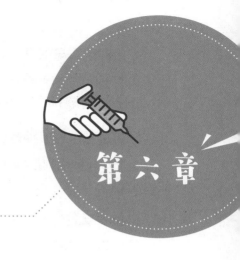

第六章

儿童常规接种疫苗

 乙肝疫苗

1. 接种目的

乙肝疫苗（HepB）用于预防乙型病毒性肝炎（简称乙肝）。我国是乙肝的高流行区，中国大多数乙肝病毒携带者来源于新生儿及儿童期感染者。乙肝防治已经成为我国重大的公共卫生问题之一。

2. 传染源

乙肝的传染源主要是病人及病毒携带者。

3. 传播途径

乙肝的传播途径包括：①母婴传播。在我国，母婴传播是乙肝的主要传播途径，携带乙肝病毒的母亲在怀孕、分娩时都会将乙肝病毒传播给婴儿。②血液传播。血液传播主要包括输血及血制品传播。③性接触传播。乙肝病毒可通过精液、阴道分泌物传播。④医源性传播。不洁注射针头、非严格消毒的针灸、手术器械等医疗行为都会传播乙肝病毒。

4. 接种剂次与剂量

乙肝疫苗共接种3剂：新生儿出生24小时内接种第1剂，1月龄注射第2剂；6月龄注射第3剂。接种剂量为每剂次10μg。

5. 接种部位和接种途径

乙肝疫苗的接种部位为上臂外侧三角肌或大腿前外侧中部，通常采用肌内注射。

6. 接种反应

接种乙肝疫苗的常见不良反应包括局部疼痛、硬结、红斑、肿胀等，还可出现低热、头痛、疲倦乏力等全身反应。偶见恶心、呕吐、腹泻、肌肉痛和变态反应等。极罕见不良反应有局部无菌性化脓、过敏反应、过敏性休克。

7. 禁忌证

接种乙肝疫苗的禁忌证包括：
①对该疫苗的任何成分过敏。
②患有急性疾病、严重慢性疾病、慢性疾病在急性发作期。
③患未控制的癫痫和其他进行性神经系统疾病。
④以往接种甲、乙型肝炎联合疫苗或单价乙型肝炎疫苗过敏。

8. 注意事项

①在医院出生的新生儿，由该医院接种第1剂乙肝疫苗，后续剂次的接种由辖区预防接种单位完成。未在医院出生的新生儿，家长需带孩子前往辖区预防接种单位完成3剂次的乙肝疫苗接种。

②HBsAg阳性母亲所生的新生儿应在出生后12小时内尽早接种第1剂乙肝疫苗，同时在不同（肢体）部位肌肉注射100国际单位乙肝免疫球蛋白（HBIG）。

③HBsAg阴性的母亲所生新生儿也应在出生后24小时内尽早接种第1

剂乙肝疫苗，最迟应在出院前完成。

④危重症新生儿在生命体征平稳后尽早接种第1剂乙肝疫苗。

⑤早产儿、低体重儿此剂次不计入基础免疫程序，待满1月龄，于1月龄、2月龄、7月龄时按程序再完成3剂次接种。

⑥HBsAg阳性母亲所生新生儿应在接种第3剂次乙肝疫苗1～2个月后进行HBsAg和乙肝病毒表面抗体（抗-HBs）检测。若发现HBsAg阴性、抗-HBs＜10mIU/mL，则可按照免疫程序再接种3剂次乙肝疫苗。

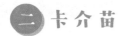

二 卡介苗

1. 接种目的

卡介苗（BCG）是一种减毒的活性牛型结核杆菌疫苗，主要用于新生儿以及从未接种过卡介苗的4岁以下儿童。

卡介苗用于预防结核病，特别是结核性脑膜炎和粟粒性肺结核。部分结核病低流行的国家不常规接种卡介苗，我国是结核病高流行国家，目前仍需常规接种卡介苗。

2. 传染源

结核病的传染源为结核病患者、隐性感染者和结核菌携带者。

3. 传播途径

结核病通常由呼吸道传播，被病人污染的生活用品也可传播。

4. 接种剂次与剂量

新生儿于出生24小时内接种1剂卡介苗，剂量为0.1mL。

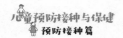
出生后黄疸高的新生儿，何时接种卡介苗为宜？

出生后黄疸高的新生儿应暂缓卡介苗接种，依据黄疸类型以及身体状况由医师体检正常时再补种。足月出生且体重大于2500g的婴儿，出生24小时内接种卡介苗。卡介苗的接种应尽量在1周岁前完成，最迟不超过4周岁。出生时因各种原因未接种卡介苗的3月龄以下儿童，可直接补种。3月龄至3岁儿童补种BCG前，需接受结核菌素纯蛋白衍生物（TB–PPD）或卡介菌蛋白衍生物（BCG–PPD）检测，检测结果呈阴性的才能补种。

5. 接种部位和接种途径

卡介苗的接种部位是上臂外侧三角肌中部略下处，皮内注射。

6. 接种反应

接种卡介苗后1～2周，接种部位出现逐渐变大的红肿浸润，有轻微痛痒感，一般不会发烧；6～8周后红肿逐渐变成脓包或溃疡；8～12周开始结痂，痂皮脱落后可留下微红色浅表性瘢痕，后逐渐变成肤色。

专家解读 接种 BCG 后如何应对异常症状？

1. 接种卡介苗后，局部有脓包或溃疡要如何护理？

接种卡介苗后局部出现脓包或溃疡时，无须擦药或包扎，但要注意保持清洁，衣服不要太紧。有脓液流出时，可用无菌纱布或棉签拭净，不要挤压，脓包或浅表溃疡可涂 1% 甲紫（龙胆紫），促进其干燥结痂。若发生继发感染，可在创面喷消炎药粉，不要自行排脓或揭痂。接种卡介苗后，一般 2～3 个月可自然愈合结痂，痂皮不可提早揭去，需等其自然脱落。

2. 接种卡介苗后引起淋巴结肿大经常发生在什么部位？有什么症状？是什么原因造成的？

新生儿接种卡介苗后，同侧腋窝偶尔会出现淋巴结肿大，一般可自行消失。除了腋下，锁骨下或颈部偶尔也会出现淋巴结肿大，一般可触摸到。淋巴结肿大的主要原因与个人体质有关，新生儿体质越虚弱越容易发生。

3. 接种卡介苗后如果发生淋巴结肿大要怎么办？

在接种卡介苗 3 个月内孩子出现淋巴结肿大可以继续观察；如果 3 个月后仍然有淋巴结肿大，或局部淋巴结肿大软化形成脓包需及时到医院就诊，医生会根据情况用药，一般服药一段时间后，淋巴结肿大的症状可逐渐消失，无须进行外科手术治疗。

4. 如果孩子疑似患上结核病或怀疑已被结核菌感染，要先经结核菌素测验，确定没有被结核菌感染，才可接种卡介苗。

7. 卡介苗接种的禁忌证

①早产儿胎龄≤31周暂时不宜接种卡介苗。

②对疫苗中的任何成分过敏的孩子不宜接种。

③患有急性疾病、严重慢性疾病、慢性疾病处于急性发作期、发热的孩子应暂缓接种。

④患有免疫缺陷疾病、免疫功能低下或正在接受免疫抑制治疗的孩子不宜接种。

⑤患有脑病、未控制的癫痫和其他进行性神经系统疾病的孩子不宜接种。

⑥患湿疹或其他皮肤病的孩子暂时不宜接种。

8. 卡介苗接种注意事项

①严禁进行皮下或肌肉注射。

②注射免疫球蛋白的孩子接种间隔不予特别限制。

知识加油站 »

出生后立即接种卡介苗和6个月后接种效果是否有差别？

卡介苗接种是否有效取决于接种后结核菌素实验呈阳性的比率。据文献报告，出生后24小时内接种卡介苗的孩子结核菌素实验阳性的比率较出生数月后接种的孩子结核菌素实验阳性率低。在传染源普遍存在或家中有结核病人的状况下，孩子应及早接种；反之，在少有被结核菌感染的情况下，若出生时未能完成接种，应按要求到辖区的预防接种机构接种。

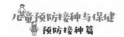

三 脊髓灰质炎减毒活疫苗与脊灰灭活疫苗

1. 接种目的

接种口服脊髓灰质炎减毒活疫苗（bOPV）与脊灰灭活疫苗（IPV）都是为了预防脊髓灰质炎（简称脊灰），俗称小儿麻痹症。脊髓灰质炎是由脊灰病毒引起的急性肠道传染病，一般5岁以下的儿童易感染，一旦感染致病，往往会有不同程度的后遗症，严重者终身残疾（如跛行、瘫痪），甚至死亡。针对小儿麻痹症，临床上目前还没有特效治疗方法。

2. 传染源

脊髓灰质炎的传染源为脊髓灰质炎患者、隐性感染者和病毒携带者。

3. 传播途径

脊髓灰质炎一般通过粪—口途径传播。新生儿可以从母体获得脊髓灰质炎的免疫抗体，但该抗体在孩子体内存留时间很短暂。2019年开始，我国脊灰疫苗免疫程序由1+3方案（1剂IPV+3剂bOPV）调整为2+2方案（2剂IPV+2剂bOPV）序贯接种，以避免疫苗相关麻痹型脊髓灰质炎（VAPP）的发生。

4. 接种剂次与剂量

孩子于2月龄、3月龄各接种1剂IPV，4月龄、4周岁各接种1剂bOPV，每剂疫苗接种时间应间隔4~6周。

IPV的接种剂量为每次0.5mL；液体剂型bOPV的接种剂量为每次0.1mL（2滴，需要使用专用滴管），糖丸剂型每次1粒。

5. 接种部位和接种途径

IPV的接种部位为上臂外侧三角肌或大腿前外侧中部，采用肌内注射的方式；bOPV是口服制剂。

6. 接种反应

服用bOPV后孩子一般不会出现不良反应，它是一种非常安全、有效的疫苗，但极个别儿童服用后可能出现发热、呕吐、皮疹或轻度腹泻等反应，这些不良反应持续时间一般都很短，不需特殊处理。注射IPV后，部分孩子注射部位会出现红肿，2~3天可逐渐消退。

7. 禁忌证

①对该疫苗的任何组分，包括疫苗制备过程中所用辅料及硫酸卡那霉素过敏的孩子不宜接种。

②患急性疾病、严重慢性疾病、处于慢性疾病的急性发作期、发热、腹泻（1天内大便超过4次）的孩子应暂缓接种。

③患有免疫缺陷疾病、免疫功能低下或正在接受免疫抑制剂治疗、肛周脓肿的孩子不宜接种。

④患有未控制的癫痫和其他进行性神经系统疾病的孩子应暂缓接种。

8. 注意事项

①bOPV只可口服，严禁注射；不可热水送服，如需要，应使用低于37℃的温水送服。

②bOPV疫苗瓶开启后，如未能立即用它，应置于2~8℃，并于当天内用完，剩余均应废弃。

③以下人群建议按照说明书全程使用IPV：原发性免疫缺陷患者，胸腺疾病患者，HIV感染者，正在接受化疗的恶性肿瘤患者，近期接受造血干细胞移植的患者，正使用具有免疫抑制或免疫调节作用药物的患者，目前或近期曾接受免疫细胞靶向放射治疗的患者。

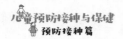
专家解读 **脊髓灰质炎疫苗为什么要连续接种4次?**

接种脊髓灰质炎疫苗应当于宝宝2月龄、3月龄各接种1剂IPV,于4月龄和4周岁各服1剂bOPV。接种4剂次是因为每剂疫苗中都含有Ⅰ、Ⅲ型病毒,尽管在制造的过程中,两个型之间的病毒量配比已考虑到它们在肠道中的竞争感染能力,但仍存在着一定的型间干扰作用。所以在接种2次IPV和2次bOPV后,中和抗体阳转率和抗体滴度才能达到满意的效果,血清中和抗体阳性率可达95%以上,肠道局部产生分泌型抗体,可阻止病毒在肠道生存。

四 吸附无细胞百白破联合疫苗

1. 接种目的

接种吸附无细胞百白破联合疫苗(DTaP)用于预防百日咳、白喉和破伤风。

百日咳是一种由百日咳杆菌引起的急性呼吸道传染病,夏秋季高发,在婴幼儿中可引发呼吸暂停和发绀,并有5%~6%的孩子可出现支气管肺炎等并发症(多发生在6个月以下的婴幼儿中)。百日咳是导致婴幼儿死亡的一个主要原因。

白喉是一种由白喉杆菌引起的急性病,严重时可引发呼吸道阻塞或中毒性心肌炎。

破伤风是由破伤风杆菌引起的一种致死感染性疾病,可引发肌肉强直和痉挛,严重时可诱发猝死。患儿如不住院接受加强治疗,病死率在10%~90%之间,在无医疗干预的情况下,病死率接近100%。

2. 传染源

百日咳的传染源:百日咳患者。

白喉的传染源：白喉病人或带菌者。

破伤风的传染源：破伤风是由破伤风梭状芽孢杆菌感染而引起的特异性感染。破伤风梭状芽孢杆菌广泛存在于自然界中，可存在于土壤、灰尘、人或动物的粪便中等，其生存力很强，主要是通过皮肤或者黏膜的伤口侵入人体，最常见于外伤或者烧伤的患者，也常见于新生儿不洁接生而致的脐部感染。

3. 传播途径

百日咳：通过飞沫或空气中的呼吸道分泌物传播。

白喉：通过呼吸道飞沫传播，亦可经玩具、衣服等间接传播，儿童易感性最高。

破伤风：通过破损的皮肤和黏膜感染人体。

4. 接种剂次与剂量

婴幼儿于3月龄、4月龄、5月龄、18月龄各接种1剂，共接种4剂次，每次接种剂量为0.5mL。

5. 接种部位和接种途径

百白破疫苗的接种部位为上臂外侧三角肌，12月龄以下儿童注射部位可选大腿前外侧；接种途径为肌内注射。

6. 接种反应

孩子接种百白破疫苗后局部可出现红肿、疼痛、发痒、低热、疲倦、头痛等，一般无须特殊处理。局部出现硬结，需1~2个月才会吸收。但如果孩子出现持续高热、抽搐等情况，须立即就医。

7. 禁忌证

①患有癫痫、神经系统疾病或有惊厥史的孩子不宜接种。

②对该疫苗的任何组分，包括疫苗制备中所用辅料过敏的孩子不宜接种。

③患有急性疾病、严重慢性疾病、处于慢性疾病的急性发作期和发热的孩子应暂缓接种。

④以往接种百日咳、白喉、破伤风类疫苗后发生神经系统反应的孩子不宜接种。

8. 注意事项

①注射后局部可出现硬结，硬结可逐步被机体吸收，但在接种第2剂疫苗时就应该更换另侧部位进行注射。

②接种第1剂后，孩子如果出现高热、惊厥等异常情况则不再接种后续剂次的百白破疫苗。

五 吸附白喉破伤风联合疫苗

1. 接种目的

接种吸附白喉破伤风联合疫苗（DT）用于预防白喉和破伤风。

2. 接种剂次与剂量

6周岁接种1剂；6~11岁时使用吸附白喉破伤风联合疫苗（儿童用），超过12岁的可使用吸附白喉破伤风联合疫苗（成人及青少年用）。接种剂量均为0.5mL。

3. 接种部位和接种途径

DT疫苗的接种部位为上臂外侧三角肌，采用肌内注射。

4. 接种反应

接种部位局部疼痛、红肿、低热、疲倦等，一般不需特殊处理。若出现持续性高热需及时就诊。

5. 禁忌证

患有严重疾病、正在发热或有过敏史的孩子以及注射白喉类毒素、破伤风类毒素后发生神经系统反应的孩子不宜接种DT。

六 麻疹风疹联合减毒活疫苗

1. 接种目的

麻疹风疹联合减毒活疫苗简称为麻风疫苗（MR）。接种MR用于预防麻疹和风疹。麻疹是目前世界上传播力最强的疾病，基本传染指数（RO）高达12~18。我国现如今仍是麻疹流行区。

2. 传染源

麻疹、风疹患者都可传染麻疹或风疹疾病。

3. 传播途径

麻疹：主要通过呼吸道传播。

风疹：飞沫传播或母婴垂直传播。

4. 接种剂次与剂量

8月龄婴儿接种1剂，剂量为0.5mL。

5. 接种部位和接种途径

MR接种部位为上臂外侧三角肌下缘，采用皮下注射。

6. 接种反应

MR接种后很少出现不良反应，个别孩子在接种后6~10天出现一过性发热及散在皮疹，一般不超过2天便可自行消退。不需特殊处理。

7. 禁忌证

①对该疫苗的任何组分，包括疫苗制备过程中的辅料过敏的孩子不宜接种。

②患有急性疾病、严重慢性疾病、正处于慢性疾病的急性发作期和发热孩子应暂缓接种。

③患有免疫缺陷疾病、免疫功能低下或正在接受免疫抑制剂治疗的孩

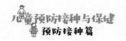

子不宜接种。

④患有脑病、未控制的癫痫和其他进行性神经系统疾病的孩子不宜接种。

8. 注意事项

注射过免疫球蛋白的孩子应间隔3个月以上再接种MR疫苗，接种MR疫苗后2周内要避免使用免疫球蛋白。

专家解读 何时接种麻疹疫苗？能否同时接种其他疫苗？

1. 为什么孩子出生8个月以后才能接种麻疹疫苗？

这是因为8月龄以下婴儿的血液中已经含有从母体中带来的抗麻疹病毒抗体，婴儿有能力保护自己不患麻疹，过早接种麻疹疫苗，婴儿体内的抗体会把疫苗中的病毒中和，使麻疹疫苗不能发挥作用。孩子出生8个月后再接种麻疹疫苗原因之一是出生满8个月后，孩子体内由母体而来的抗体逐渐消失，这时接种麻疹疫苗，婴儿就能产生抵抗麻疹病毒的能力；原因之二在于8月龄的儿童免疫系统已发育成熟，此时再接种可产生较理想的免疫效果。

2. 麻疹疫苗能与其他疫苗同时接种吗？

答案是肯定的。麻疹疫苗可以和国家免疫规划的其他疫苗按照免疫程序或补种原则同时、不同部位接种，这样也不会影响各种疫苗的免疫效果。如果需接种多种疫苗但无法同时完成接种时，则优先接种麻风疫苗，若未能与其他注射类减毒活疫苗同时接种，则需间隔28天再接种其他注射类减毒活疫苗。

七 麻疹腮腺炎风疹联合减毒活疫苗

1. 接种目的

麻疹腮腺炎风疹联合减毒活疫苗即麻腮风疫苗（MMR），接种MMR的目的在于预防麻疹、流行性腮腺炎和风疹。

流行性腮腺炎是儿童常见的传染性疾病，儿童对其没有天然免疫，很容易被传染。5～9岁儿童是流行性腮腺炎的高发群体，发病率高达63.41%，5岁以下儿童发病率为21.95%。拥挤的环境、儿童之间亲密接触都可能增加被传染的风险。

2. 传染源

流行性腮腺炎患者是主要传染源。

3. 传播途径

流行性腮腺炎主要经由飞沫传播。

4. 接种剂次与剂量

8月龄、18月龄的婴幼儿各接种1剂MMR，合计接种2剂次，每剂次接种剂量为0.5mL。2020年6月起实施2剂次MMR免疫程序后，常规免疫不再使用MR。

5. 接种部位和接种途径

接种部位为上臂外侧三角肌下缘，接种途径为皮下注射。

6. 接种反应

接种MMR后，24小时内注射部位可出现红肿、疼痛，2～3天内可逐渐消退；1～2周内孩子可出现一过性发热，不需特殊处理；少数孩子6～12天可出现散在皮疹，极少数可有轻度腮腺和唾液腺肿大。

7. 禁忌证

①对该疫苗的任何组分，包括疫苗制备过程中的辅料和硫酸庆大霉素过敏的孩子不宜接种。

②患有急性疾病、严重慢性疾病、正处于慢性疾病的急性发作期和发热的孩子应暂缓接种。

③患有免疫缺陷疾病、免疫功能低下或正在接受免疫抑制剂治疗的孩子不宜接种。

④患有脑病、未控制的癫痫和其他进行性神经系统疾病的孩子不宜接种。

8. 注意事项

注射过免疫球蛋白的孩子应间隔3个月以上再接种MMR疫苗，接种MMR疫苗后2周内要避免使用免疫球蛋白。育龄妇女接种MR或MMR后，应至少3个月内避免怀孕。

八 乙型脑炎疫苗

1. 接种目的

乙型脑炎疫苗包括乙型脑炎减毒活疫苗（JE-L）和乙型脑炎灭活疫苗（JE-I）两种类型。

接种乙型脑炎疫苗的目的是预防流行性乙型脑炎（乙脑）。乙脑是一种由乙脑病毒引起的，可侵害中枢神经系统的急性传染病，病死率较高，治愈后可存在神经系统后遗症。

2. 传染源

乙脑是一种由蚊类传播的人畜共患疾病。人和动物感染乙脑病毒后都可成为传染源。

3. 传播途径

乙脑的主要传播媒介是蚊子。带有乙脑病毒的蚊子，通过叮咬将病毒传播给人或动物。

4. 乙型脑炎减毒活疫苗（JE-L）

（1）接种剂次与剂量

孩子于8月龄、2周岁各接种1剂JE-L，每次接种剂量为0.5mL。

（2）接种部位和接种途径

JE-L的接种部位为上臂外侧三角肌附着处，采用皮下注射。

（3）接种反应

孩子接种JE-L后较少出现不良反应，少数孩子可出现局部红肿，偶有发热和过敏性皮疹。

（4）禁忌证

JE-L的接种禁忌证包括：①对该疫苗的任何组分，包括疫苗制备过程中的辅料过敏的孩子不宜接种；②患有急性疾病、严重慢性疾病、正处于慢性疾病的急性发作期和发热的孩子应暂缓接种；③患有免疫缺陷疾病、免疫功能低下或正在接受免疫抑制剂治疗的孩子不宜接种；④患有脑病、未控制的癫痫和其他进行性神经系统疾病的孩子不宜接种。

（5）注意事项

注射免疫球蛋白的孩子应间隔3个月以上接种JE-L。JE-L可以和MR同时接种，如果未同时接种，则需间隔28天以上。

5. 乙型脑炎灭活疫苗（JE-I）

（1）接种剂次与剂量

JE-I共需接种4剂，每次接种剂量为0.5mL。其中，第1、2剂为基础免疫，8月龄接种第1剂与第2剂，两剂次间隔7～10天；第3、4剂次为加强免疫，2岁时接种第3剂，6岁时接种第4剂。

（2）接种部位

JE-I接种部位为上臂外侧三角肌附着处，采用肌内注射。

（3）接种反应

大部分孩子接种JE-I后仅有局部红肿、疼痛等轻微反应，少部分孩子可出现一过性发热，一般不超过24小时。

（4）禁忌证

JE-I接种禁忌证包括：①正发热及患有急性疾病的孩子应暂缓接种；②患有严重慢性病、脑病及神经系统疾病的孩子不宜接种；③患有过敏性疾病的孩子不宜接种；④既往对抗生素、疫苗有过敏史的孩子不宜接种。

（5）注意事项

注射免疫球蛋白者间隔1个月以上再接种JE-I。

九 脑膜炎球菌多糖疫苗

1. 接种目的

脑膜炎球菌多糖疫苗简称流脑疫苗。接种流脑疫苗的目的在于预防流行性脑脊髓膜炎（简称流脑）。流脑主要表现为高烧、头痛、喷射状呕吐、颈项强直等。脑膜炎一般都会造成脑部损伤，可引发听力下降、耳聋、智力低下等后遗症，病死率达10% ~ 15%。

因为脑膜炎球菌有很多菌群，所以疫苗预防的菌群越多越好。流脑疫苗通常分为两类：多糖疫苗和结合疫苗。结合疫苗可以保护婴幼儿和成人，然而多糖疫苗只能保护儿童和成人。2岁以下儿童由于免疫系统尚未发育完善，对多糖疫苗不能产生良好的免疫应答；而结合疫苗的效果明显优于多糖疫苗。

2. 传染源

带菌者和流脑患者都是传染源。

3. 传播途径

流脑主要经由呼吸道传播或与患者密切接触传播。

4. 接种剂次与剂量

流脑疫苗分为A群流脑多糖疫苗（MPSV-A）和A群C群流脑多糖疫苗（MPSV-AC）。一般可选择A群C群流脑多糖结合疫苗（MPCV-AC）替代A群流脑多糖疫苗。3岁和6岁的孩子可使用4价多糖疫苗（MPV-ACYW，"4价"意为该疫苗针对4种菌群：A群、C群、W_{135}群和Y群）替代A群C群流脑多糖疫苗。两种疫苗的接种剂量均为0.5mL。

MPSV-A和MPCV-AC的第1、2剂于孩子6~18月龄时接种，两剂接种间隔时间应大于3个月。

MPSV-AC或MPV-ACYW接种2剂次，3周岁、6周岁各接种1剂，两剂次之间不少于3年。

5. 接种部位

流脑疫苗的接种部位为上臂外侧三角肌附着处，采用皮下注射。

6. 接种反应

孩子接种流脑疫苗后反应通常很轻微，一般没有严重的局部反应和全身反应。个别儿童接种后，局部会出现红肿硬结，全身反应可出现低热，偶见过敏反应。不良反应多在接种后10~24小时出现，一般1~2天逐渐消退，必要时可对症治疗。

7. 禁忌证

①患有神经系统疾病和脑部疾病的孩子不宜接种。

②有过敏史或正处于发热、急性疾病的孩子应暂缓接种。

③患有肾脏病、心脏病及处于活动性肺结核等慢性疾病活动期的孩子应暂缓接种。

十 甲肝疫苗

1. 接种目的

接种甲肝疫苗的目的在于预防甲型病毒性肝炎（甲肝）。甲肝疫苗接种后8周左右机体就能产生较高的抗体，孩子便可获得良好的免疫力。接种后阳转率为98%～100%。甲肝病毒易感，年龄在1周半岁以上的孩子和成人都应该进行甲肝疫苗接种。甲肝疫苗主要包括甲型肝炎减毒活疫苗（HepA–L）和甲型肝炎灭活疫苗（HepA–I）两种类型。

2. 传染源

甲肝患者或携带者都是传染源。

3. 传播途径

甲肝一般经由粪—口途径传播，大部分患者通过被病毒污染的水或食物感染，也可通过血液传播。

4. 甲型肝炎减毒活疫苗（HepA–L）

（1）接种剂次与剂量

18月龄的孩子接种1剂HepA–L，剂量为0.5或1mL。

（2）接种部位

HepA–L的接种部位为上臂外侧三角肌附着处，采用皮下注射。

（3）接种反应

接种HepA–L后个别孩子可出现低热、头痛、乏力或接种部位疼痛等反应，偶有皮疹，一般1～3天可逐渐消退，不需特殊处理，必要时可对症治疗。

（4）禁忌证

HepA–L的接种禁忌证包括：①患有急性传染病或其他严重疾病的孩子应暂缓接种；②发热、急性疾病、进行性慢性疾病情况下的孩子应暂缓接种；③患有免疫缺陷疾病或正接受免疫抑制药物治疗的孩子不宜接种。

（5）注意事项

注射过免疫球蛋白的孩子应间隔3个月以上再接种本疫苗。

5. 甲型肝炎灭活疫苗（HepA-I）

在全球范围内，HepA-I仍是预防甲型肝炎的主流疫苗，因为目前对其效果和安全性的研究已比较透彻。甲肝灭活疫苗适用于孩子、成人，尤其是医务工作者、食品行业从业人员以及其他职业性质具有接触甲肝病毒机会的人。

（1）接种剂次与剂量

HepA-I共接种2剂次，18月龄和24月龄孩子各接种1剂，接种时间间隔≥6个月，每剂接种剂量为0.5mL。

（2）接种部位

HepA-I接种部位为上臂外侧三角肌附着处，采用肌内注射。

（3）接种反应

接种HepA-I后局部反应轻微，多为疼痛，偶有红肿硬结，少数孩子可出现全身反应如发热、头痛等，一般不良反应持续时间＜24小时，可自行缓解。

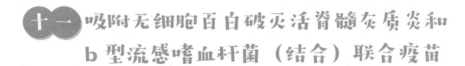

十一 吸附无细胞百白破灭活脊髓灰质炎和b型流感嗜血杆菌（结合）联合疫苗

1. 接种目的

吸附无细胞百白破灭活脊髓灰质炎和b型流感嗜血杆菌（结合）联合疫苗简称五联疫苗（DTap-IPV/Hib）。接种五联疫苗的目的在于预防百日咳、白喉、破伤风、脊髓灰质炎、b型流感。

简单来说，五联疫苗就包括3种传统疫苗的作用，即脊灰疫苗、百白破疫苗、b型流感嗜血杆菌疫苗。换句话说，接种1剂五联疫苗就相当于同时接种了3种传统疫苗，可以预防5种疾病。五联疫苗提高了疫苗接种的及时性和效率，其中的百日咳成分工艺更加优越。

2. 传染源

百日咳、白喉、破伤风、脊髓灰质炎、b型流感的带菌者和患者都是传染源。

3. 传播途径

传播途径为飞沫传播或密切接触传染。

4. 接种剂次与剂量

五联疫苗共需接种4剂，每次剂量为0.5mL。在孩子2、3、4月龄，或3、4、5月龄进行3剂基础免疫；在18月龄进行1剂加强免疫。

5. 接种部位

接种部位为上臂外侧三角肌附着处或大腿前外侧中部，采用肌内注射。

6. 接种反应

接种五联疫苗后，孩子的局部反应一般都较轻微，多为疼痛，偶有硬结；全身反应包括发热、哭闹、易激惹，一般可自行缓解，不需特殊处理，如果出现持续高热则需要及时就医。

7. 禁忌证

①对该疫苗的任何组分过敏，特别对百日咳疫苗过敏的孩子不宜接种。
②患有进行性脑病的孩子不宜接种。
③之前接种百日咳疫苗后7天内患过脑病的孩子不宜接种。
④发热、急性疾病期间的孩子应暂缓接种。

8. 注意事项

①本疫苗慎用于患有血小板减少症凝血障碍的患儿。

②曾经出现过与前一次疫苗注射无关的非热性惊厥的孩子需谨慎考虑接种。

③正在接受免疫抑制剂治疗或免疫缺陷者，建议治疗后再接种。

十二 b型流感嗜血杆菌疫苗

1. 接种目的

b型流感嗜血杆菌疫苗（Hib）可预防由b型流感嗜血杆菌引起的儿童细菌性脑膜炎、肺炎等疾病。b型流感嗜血杆菌是5岁以下儿童发生细菌性脑膜炎和细菌性肺炎的主要病原体，是引起小儿严重细菌感染的主要致病菌。全球已有20多个国家将Hib疫苗列入常规计划免疫。

2. 传染源

b型流感患者和带菌者为b型流感的主要传染源。

3. 传播途径

b型流感可经由空气飞沫传播或密切接触传染。

4. 接种剂次与剂量

根据此疫苗最初接种的年龄不同，孩子需要接种的剂次也不同，最多剂次达4剂，最少为1剂，每次剂量为0.5mL。3月龄开始，每隔1~2个月接种1剂，连续种3剂后于18月龄加强1剂可完成接种；6~12月龄孩子每隔1~2个月接种1剂，连续接种2剂后于18月龄加强接种1剂可完成接种；1~5岁孩子接种1剂即可完成接种。

5. 接种部位

Hib接种部位为上臂外侧三角肌附着处或大腿前外侧中部，采用肌内注射。

6. 接种反应

接种后6～24小时，注射部位可出现局部反应，多为疼痛，偶有硬结；烦躁、发热等全身性反应少见。

7. 禁忌证

①对该疫苗中的任何成分过敏，特别是对破伤风类毒素过敏的孩子不宜接种。

②患有严重心脏病、肝脏疾病、肾脏疾病的孩子不宜接种。

③发热、急性疾病特别是感染性疾病或慢性疾病活动期的孩子应暂缓接种。

8. 注意事项

①本疫苗可与百白破疫苗、麻腮风疫苗、脊髓灰质炎疫苗同时在不同部位接种。

②极早早产儿（胎龄＜28周）接种本疫苗可能出现呼吸暂停。

十三 肺炎球菌疫苗

1. 接种目的

肺炎球菌疫苗用于预防肺炎球菌引起的肺炎等侵袭性疾病。肺炎球菌感染在世界范围内的死亡率居高不下。同时，肺炎球菌是引起肺炎、脑膜炎、中耳炎的主要病因。在全球范围内，5%～10%的成人和20%～40%的孩子是肺炎球菌的携带者。肺炎球菌通常寄居在人的鼻咽部，正常情况下不会发病，但是当人体免疫力下降，如感冒、疲劳、慢性支气管炎时，肺炎球菌就会乘虚而入，引发各种疾病。

2. 传染源

带菌者和病人都是传染源。

3. 传播途径

肺炎球菌可通过飞沫或密切接触传染。

4. 肺炎球菌疫苗的类型

肺炎球菌有很多分型，疫苗可预防的类型（称为"价"）越多免疫价值越高。疫苗还划分为多糖疫苗和结合疫苗，结合疫苗主要用于婴幼儿和成人，多糖疫苗用于儿童和成人，且结合疫苗的免疫效果明显优于多糖疫苗。

5. 13 价肺炎球菌结合疫苗

（1）接种剂次与剂量

13价肺炎球菌结合疫苗也称为小儿肺炎疫苗。根据最初接种本疫苗年龄的不同，孩子需要接种的剂次数也就不同，最多可达4剂，最少只需接种1剂。6周龄至6月龄的孩子推荐接种4剂，常规免疫接种程序为2、4、6月龄进行基础免疫（3剂），12～15月龄进行加强免疫（1剂）可完成接种；7～11月龄接种3剂可完成接种，12～33月龄幼儿推荐接种2剂可完成接种。各剂次的接种时间应间隔4～8周，每剂次的剂量为0.5mL。

（2）接种部位

本疫苗接种部位为上臂外侧三角肌附着处或大腿前外侧中部，采用肌内注射。

（3）接种反应

接种本疫苗后可出现的全身反应为发热、易激惹、食欲下降；局部反应为注射部位疼痛、红斑、硬结。

（4）禁忌证

小儿肺炎疫苗接种禁忌证包括：①已知对该疫苗的任何组分过敏、对白喉类毒素过敏的孩子不宜接种；②发热、急性疾病特别是感染性疾病或慢性疾病活动期的孩子应暂缓接种。

（5）注意事项

首先，本疫苗慎用于患有血小板减少症、凝血障碍或接受抗凝治疗的孩子；其次，极早早产儿（胎龄＜28周）有出现呼吸暂停潜在风险，但考虑到早产儿接种疫苗的获益，不建议停止接种或推迟接种。

6.23价肺炎球菌多糖疫苗

（1）接种剂次与剂量

23价肺炎球菌多糖疫苗通常只接种1剂，特殊人群需要接种2剂。该疫苗主要用于50岁以上的老年人和2岁以上体弱多病的儿童，以及其他易感人群。体弱多病的孩子，如患肾病综合征、淋巴瘤、心脏病、糖尿病、无脾综合征、鼻窦炎、中耳炎以及反复发作上呼吸道疾病的患儿应该选用本疫苗。

如果孩子没有接种肺炎球菌结合疫苗，可以在孩子满2岁以后接种1剂23价肺炎球菌多糖疫苗，接种剂量为0.5mL。

（2）接种部位

本疫苗接种部位为上臂外侧三角肌附着处，采用肌内注射。

（3）接种反应

局部反应包括注射部位可出现暂时性的疼痛、红肿、硬结等轻微反应；全身性反应包括发热等，一般可以自行缓解，必要时可给予对症治疗。

（4）禁忌证

23价肺炎球菌多糖疫苗接种禁忌证：①对该疫苗的任何组分过敏的孩子不宜接种；②发热、患有急性疾病特别是感染性疾病或处于慢性疾病活动期的孩子应暂缓接种。

十四 轮状病毒疫苗

1. 接种目的

轮状病毒疫苗用于预防轮状病毒引起的婴幼儿腹泻。轮状病毒感染性腹泻是6月龄至3岁的婴幼儿病毒性腹泻最常见的原因，潜伏期1～3天，秋冬季高发，故又称"秋季腹泻"。症状包括发烧、呕吐、腹痛以及水样腹泻，蛋花汤样大便，无臭味，可持续3~9天，也可表现为上呼吸道感染等症状。轮状病毒感染可导致病毒性心肌炎、肺炎、脑炎、感染性休克等并发症。虽然一般预后良好，但是严重者可出现脱水酸中毒，甚至导致死亡。环境卫生和饮用水卫生条件的改善不能有效降低轮状病毒的感染率。发病后没有特效药物，只能对症治疗。

2. 传染源

患者和隐性带菌者均为传染源。

3. 传播途径

轮状病毒可通过消化道、密切接触和呼吸道传播，可引起散发或暴发流行。

4. 接种剂次与剂量

单价轮状病毒疫苗的主要接种对象为3月龄至3岁儿童。建议3月龄开始接种1剂，之后每年接种1剂，每次接种剂量3mL。

5. 接种部位

轮状病毒疫苗为口服制剂。

6. 接种反应

一般情况下，接种后孩子一般无不良反应，偶见低热、呕吐和腹泻等，但多为一过性，无须特殊处理。

7. 禁忌证

①发热、患有急性传染病或其他严重疾病的孩子不宜接种。
②患有免疫缺陷疾病和接受免疫抑制剂治疗的孩子不宜接种。
③有消化道疾病、胃肠功能紊乱、严重营养不良的孩子应暂缓接种。
④过敏体质的孩子不宜接种。
⑤先天性心血管系统畸形、肾功能不全的孩子不宜接种。

8. 注意事项

口服疫苗前后30分钟内不吃热的东西、不饮热水；服用疫苗时勿用热水送服，以避免影响疫苗免疫效果。

五价轮状病毒疫苗与单价轮状病毒疫苗有什么不同？

五价轮状病毒疫苗适用于6～32周龄婴儿接种，可同时预防5种型别轮状病毒的侵袭，比单价轮状病毒疫苗保护更全面。该疫苗采用3剂口服免疫程序，全程免疫3剂，6～12周龄（1.5～3月龄）需口服第1剂，其后每剂接种间隔4～10周，第3剂接种不应晚于32周龄（8月龄）。接种后，孩子可能会有轻微发热或者轻微腹泻等不良反应。

十五 肠道病毒 71 型灭活疫苗

1. 接种目的

肠道病毒71型灭活疫苗又称为手足口疫苗，用于预防由肠道病毒71型感染引起的手足口病，但不能预防其他肠道病毒感染所致的手足口病。

2. 传染源

患者和隐性的感染者都是传染源。

3. 传播途径

手足口病主要通过密切接触传播。

4. 接种剂次与剂量

手足口疫苗的主要接种对象为6月龄至5岁儿童。6个月以上易感儿童越早接种越好，鼓励1周岁前完成接种程序。其基础免疫程序为2剂次，每剂次接种时间应间隔1个月，每剂次接种剂量为0.5mL。

5. 接种部位

手足口疫苗的接种部位为上臂外侧三角肌附着处，采用肌内注射。

6. 接种反应

局部反应包括接种部位轻微发红、出现硬结、疼痛、肿胀、瘙痒等，持续时间＜3天，可逐渐消退。全身反应包括发热、腹泻、食欲不振、恶心、呕吐、易激惹等，一般呈一过性。

7. 禁忌证

①对疫苗中的任何一种成分过敏的孩子不宜接种。

②发热、患有急性疾病或处于慢性疾病急性发作期的孩子应暂缓接种。

③未控制的癫痫和患有其他进行性神经系统疾病（如格林巴利综合征等）的孩子不宜接种。

8. 注意事项

①慢性免疫功能缺陷的孩子也可以接种本疫苗。

②患血小板减少症或出血性疾病的孩子、正在接受免疫抑制治疗或患有免疫功能缺陷疾病的孩子应慎重接种本疫苗。

十六 水痘减毒活疫苗

1. 接种目的

接种水痘减毒活疫苗（水痘疫苗）的目的在于预防水痘。水痘是由水痘-带状疱疹病毒引起的一种传染性极强的急性传染病，临床症状以发热，分批出现斑疹、丘疹、水疱疹和痂疹为主，少数患儿可出现肺炎、脑炎等并发症，严重时可导致死亡。水痘痊愈后，水痘-带状疱疹病毒可长期潜伏在人体内。水痘好发于春秋季，其中90%以上的水痘在儿童中传播。

2. 传染源

水痘患者为主要传染源。

3. 传播途径

水痘-带状疱疹病毒主要通过飞沫传播、直接接触传播和母婴垂直传播，也可能通过被污染的用具传播。

4. 接种剂次与剂量

水痘疫苗目前只安排接种1剂，接种剂量为0.5mL。2014年，世界卫生组织建议孩子于12月龄和4岁各接种1剂，共接种2剂水痘疫苗，且接种时间应间隔1~3个月。

5. 接种部位

水痘疫苗接种部位为上臂外侧三角肌附着处，采用皮下注射。

6. 接种反应

部分孩子接种后可出现轻微的局部反应，包括接种部位红、肿、痛等。很少一部分孩子在接种后6~18天内可出现短暂的一过性发热或轻微皮疹，一般可自行消退，必要时可进行对症治疗。

7. 禁忌证

①对疫苗中的任何一种成分过敏、对新霉素全身过敏的孩子不宜接种。

②发热、患有急性疾病、正处于慢性疾病急性发作期的孩子不宜接种。

8. 注意事项

①此前注射过免疫球蛋白的孩子应间隔1个月再接种本疫苗。

②虽然水痘减毒疫苗可与其他减毒活疫苗或灭活疫苗同时接种，但应接种于不同的部位，切忌混合在一个注射器中接种。

③水痘减毒疫苗不能和麻疹疫苗同时接种。水痘疫苗与麻疹疫苗的接种时间需间隔1个月以上。

十七 流感疫苗

1. 接种目的

接种流感疫苗可以预防流行性感冒（流感）。流感是由流感病毒引起的一种急性呼吸道传染病，人群普遍易感。流感与普通感冒相比，症状更重，传染性更强，采用抗生素治疗无效。在不同年龄组中，儿童最易感染流感，其中，学龄前儿童发病率超过40%，在校学生可达30%。流感的临床表现为急起高热寒战，1～2日内体温可高达40℃，伴随全身乏力、头痛、肌肉痛、咽痛等症状。流感可引发肺炎、支气管炎、心肌炎、心包炎等并发症。

2. 传染源

流感患者为流感的主要传染源。

3. 传播途径

流感病毒可通过飞沫和接触传播，还可通过被病毒污染的衣物传播。

4. 接种剂次和剂量

流感疫苗每年在流行季节前接种1次，免疫力可持续1年。

建议从未接种过流感疫苗的6月龄至3岁儿童，在本年度接种2剂，接种时间间隔≥4周，以后每年接种1剂即可。推荐接种时间为每年9～11月。3岁以上儿童接种剂量为0.5mL，6月龄至3岁儿童接种剂量为0.25mL。

5. 接种部位

流感疫苗的接种部位为上臂外侧三角肌附着处，采用肌内注射。

6. 接种反应

孩子接种流感疫苗后可能出现低烧，而且注射部位可出现短暂轻微红肿、疼痛，一般可自行消退，必要时可对症治疗。如果孩子出现高烧、呼吸困难、面色苍白、虚弱、心跳过速、头晕等症状时应立即就医。

7. 禁忌证

①对疫苗的任何一种成分过敏、对新霉素全身过敏的孩子不宜接种。

②对鸡蛋蛋白超敏或严重过敏体质的孩子不宜接种。

③发热、患有急性疾病或处于慢性疾病急性发作期的孩子应暂缓接种。

④患格林巴利综合征的孩子不宜接种。

十八 宫颈癌疫苗

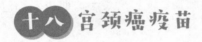

1. 预防疾病

接种宫颈癌疫苗（HPV疫苗）可以预防人乳头瘤病毒感染。研究表明，99.7%的宫颈癌都是由HPV病毒感染导致的。HPV疫苗对9～45岁的女性有预防效果，女性能在首次性行为之前注射HPV疫苗可降低90%的宫颈癌及癌前病变的发生率。

HPV病毒有众多型别，16型和18型是高危型HPV病毒，6型和11型是低危型病毒。一般认为，疫苗覆盖的型别越广，即"价"越多，预防效果越好。目前有双价HPV疫苗、4价HPV疫苗和9价HPV疫苗，其中双价疫苗仅适用于女性接种，4价和9价疫苗除了适用于女性也适用于男性。

HPV病毒除了导致女性的宫颈癌，还会导致男女性的生殖器湿疣以及其他较罕见的癌症，因此无论男性还是女性，都建议接种宫颈癌疫苗，WHO建议最佳接种年龄是9～14岁。随着年龄增大，疫苗的免疫效果会下降。目前，宫颈癌疫苗推荐接种至45岁人群，年龄越大，接种性价比越低，但绝不应该将其理解为年龄大了就没必要接种。

2. 传播途径

HPV主要通过性传播，也可通过皮肤接触传播。

3. 接种剂次与剂量

双价人乳头瘤病毒（HPV）疫苗（16型和18型），适用于9～45岁女性；4价人乳头瘤病毒（HPV）疫苗（6型、11型、16型、18型），适用于20～45岁人群；9价人乳头瘤病毒（HPV）疫苗（6型、11型、16型、18型、31型、33型、45型、52型、58型），适用于16～26岁人群。3种疫苗都需要接种3剂，每次接种剂量为0.5mL。双价HPV疫苗免疫接种程序为：0—1—6个月；4价、9价HPV疫苗免疫接种程序为：0—2—6个月。

2. 接种部位

HPV疫苗的接种部位为上臂外侧三角肌，采用肌内注射。

3. 接种反应

大多数人接种HPV疫苗后不会出现或仅出现轻微的不良反应，即接种部位的红肿、热痛等，可自行缓解。少数人可出现发热等类似感冒的症状以及头晕、恶心、疲劳、腹泻等。

4. 禁忌证

①对疫苗的任何一种成分过敏者不宜接种。
②发热、患有急性疾病或处于慢性疾病急性期者应暂缓接种。

HPV疫苗的标准程序是接种3剂，但目前有不少研究表明9～14岁女孩接种2剂亦有较好的保护效果。建议一般情况下接种3剂，但如果第3剂因为各种原因而迟迟无法接种，也不要过分担心保护效果不够。

十九 人用狂犬病疫苗

1. 接种目的

接种人用狂犬病疫苗可预防狂犬病。狂犬病是由狂犬病毒所侵犯神经系统引起的人畜共患传染病。临床表现为特有的恐水、怕风、咽肌痉挛、进行性瘫痪等。因恐水症状比较突出，故又名恐水症。目前世界上还没有有效的治疗狂犬病的方法。狂犬病的致死率接近100%，被动物咬伤或抓伤后，都应该立即注射狂犬病疫苗。

2. 传染源

主要的传染源为患病的犬（约占99%）和猫。

3. 传播途径

狂犬病病毒主要存在于感染动物的唾液中，人被感染狂犬病的动物咬伤、抓伤后，病毒经破损处进入人体而引发疾病。

4. 接种剂次与剂量

暴露前（无咬伤）的免疫程序：通常在疫区，被咬伤的概率高的人群或有接触病毒机会的工作人员，如疫区兽医、动物饲养管理人员、畜牧人员、屠宰人员、狂犬病毒实验人员、疫苗制造人员、狂犬病人的医护人员、岩洞工作人员，以及与其他哺乳动物接触频繁人员及严重疫区的孩子、前往疫区旅游人员都应该使用狂犬病疫苗进行预防接种。

对未咬伤健康者的预防注射，可按0、7、21（或28）天各接种1剂完成基础免疫。长期与动物接触的人完成基础免疫后，即使在没有被动物咬伤的情况下，1年后都应该加强1剂，以后每隔3～5年再加强免疫1剂。

暴露后（有咬伤）的免疫程序：任何可疑接触狂犬病毒的情况，如被动物（包括貌似健康的动物）咬伤、抓伤（即使轻微抓伤）等情况都必须接种狂犬疫苗。

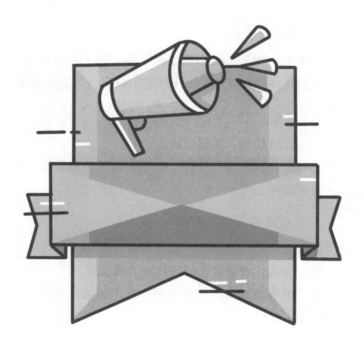

对于普通伤情，即皮肤无流血的轻度擦伤、抓伤或破损皮肤被舔舐，都应于0（第1天，注射当天）、3（第4天）、7（第8天）、14（第15天）、28（第29天）各注射1剂，成人与儿童相同用量。严重咬伤时，除应按上述方法注射疫苗外，还应该于0、3天注射加倍量疫苗，并在0天注射疫苗的同时，根据受种者体重用抗狂犬病血清（40IU/kg）或狂犬病免疫球蛋白（20IU/kg），浸润咬伤局部和肌内注射。联合使用抗狂犬病血清或免疫球蛋白者，须在疫苗全程注射完毕后，再加强注射2～3针疫苗，即在全程注射后第15、75天或第10、20、90天分别加强注射1剂。依据伤情，每次接种剂量为0.5mL或1mL。

5. 接种部位

人用狂犬疫苗的接种部位为上臂外侧三角肌附着处，不满两岁儿童可在大腿前外侧区接种，采用肌内注射。

6. 接种反应

接种后少数人可能出现注射部位红肿、硬结等一过性轻微反应，一般不需要进行特殊处理。如出现严重不良反应须立即就医。

7. 禁忌证

①治疗性接种：无禁忌证。

②预防性接种：在确保近期不会接触传染源及狂犬病毒的前提下可进行预防性接种。

8. 注意事项

①被咬伤后应就地及时清洗伤口并消毒。

②严重咬伤者须联合使用抗狂犬病血清。

③注射疫苗期间，禁止饮酒、食用刺激性食物、进行剧烈活动等，以避免引发不良反应。

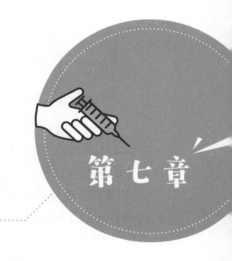

预防接种常见问题解答

第七章

一 怎样选择进口疫苗和国产疫苗？

无论是进口疫苗还是国产疫苗，只要是通过了国家食品药品监督管理总局的注册审批与签发的疫苗都是安全有效的疫苗。这些疫苗的安全性和有效性都经过临床验证。二者不同之处体现在疫苗株不同、免疫程序或接种对象的起始年龄不同、适应证或禁忌证有差别、生产工艺或原辅料不同。

部分品种的疫苗既有国产的，也有进口的，比如乙肝疫苗，主要是在生产工艺上有所区别。部分疫苗目前只有进口的，如9价HPV疫苗；还有部分疫苗只有国产的，如乙脑疫苗。我国的乙脑疫苗达到国际领先水平且已出口多个国家。

总而言之，国产疫苗与进口疫苗并没有绝对的好坏之分，应选择适合孩子自身健康情况的疫苗进行接种。

二 青霉素过敏的孩子能接种疫苗吗？

孩子对青霉素过敏和接种疫苗没有必然的联系。只有当疫苗中含有青霉素成分时才无法接种。但过敏性体质的孩子在接种疫苗之前应充分听取医生的意见，谨慎接种。

三 对牛奶和鸡蛋过敏的孩子能接种疫苗吗？

只是对牛奶过敏的孩子可以接种疫苗，对鸡蛋过敏的孩子则需要根据疫苗说明书进行接种。

我国国家免疫规划推荐接种的疫苗中都不含有牛奶成分，单纯对牛奶过敏并不会影响孩子的疫苗接种。但是由于部分疫苗在制备的过程中会残留卵清蛋白成分，因此对于用鸡胚细胞生产的疫苗，如麻疹疫苗、流感疫苗等，对鸡蛋过敏的儿童则应谨慎接种。对鸡蛋过敏的孩子在接种疫苗之前需要详细咨询疫苗接种专业人员，及时查看疫苗说明书，再确定是否可以接种疫苗。

四 新生儿黄疸能不能接种疫苗？

这是一个困扰许多父母和接种医生的问题。虽说在既往的研究和乙肝疫苗的说明书中都没有将新生儿黄疸列入禁忌证的范围，而且也没有研究证实新生儿在接种乙肝疫苗后会出现生理性黄疸加重的情况，但是同时也有研究发现，在黄疸未消退时给婴儿接种第2剂乙肝疫苗会增加疫苗不良反应的发生率，并且最终抗体的产生量较黄疸完全消退后再行接种的婴儿低。尽管现在对新生儿黄疸延迟、逾月不退时能否接种乙肝疫苗仍存在着一定的分歧和争议，但是考虑到我国是乙肝感染大国，如果家属中或与新生儿长期接触的人群中有乙肝患者则孩子有高危感染风险，这种情况下在排外新生儿病理性黄疸的前提下也可以选择在黄疸未完全消退时就接种乙肝疫苗。对于其余无高危感染风险的婴儿则为了更安全地进行预防接种，减少副反应发生，并且更有效地避免免疫失败及免疫耐受，建议选择推迟乙肝疫苗接种（待黄疸消退后再行补种）。出生时因早产或其他疾病而未接种卡介苗的婴儿则建议在黄疸完全消退、婴儿各项指标恢复正常后再进行卡介苗的补种。

五 疫苗接种异常反应补偿保险的种类有哪些？

2020年12月7日，中华人民共和国卫生健康委员会发布《关于印发预防接种异常反应补偿范围参考目录及说明（2020年版）的通知》，明确对受种者在接种疫苗出现一些不良反应时进行补偿。

除此之外，云南省也有疫苗接种异常反应补偿保险。云南省疫苗接种异常反应补偿保险由两部分组成：基础保险和补充保险。

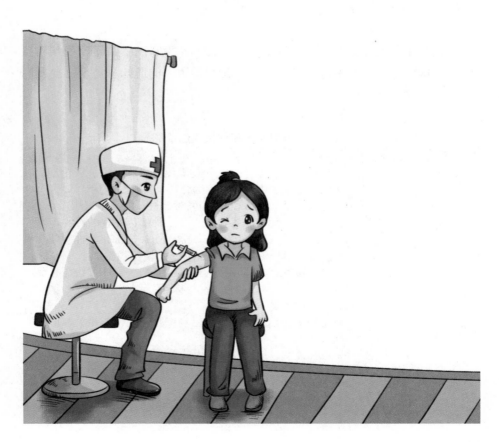

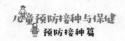

1. 基础保险

由省级财政出资向保险公司购买。补偿范围为县（市、区）级、州（市）级、省级任意一级预防接种异常反应调查诊断专家组调查后诊断为异常反应、不排除病例、偶合死亡的病例，按照《云南省第一类疫苗预防接种异常反应补偿保险实施方案（试行）》的要求进行补偿。

2. 补充保险

由疫苗接种儿童监护人或其家属本着知情、自愿和自费的原则购买。

（六）接种后需报告接种医务人员及时处理的不良反应有哪些？

根据中华人民共和国卫生健康委员会2020年发布的《关于印发预防接种异常反应补偿范围参考目录及说明（2020年版）的通知》规定，要及时就医的情况见表7-1。

表7-1　接种后需及时就医的情形

	时间范围	相关表现
情形1	24 小时内	过敏性休克、不伴休克的过敏反应（荨麻疹、斑丘疹、喉头水肿等）、中毒性休克综合征、晕厥、癔症
情形2	5 天内	发热（腋温≥38.6℃）、血管性水肿、全身化脓性感染（毒血症、败血症、脓毒血症）、接种部位发生的红肿（直径＞2.5cm）、硬结（直径＞2.5cm）、局部化脓性感染（局部脓肿、淋巴管炎和淋巴结炎、蜂窝组织炎）
情形3	15 天内	麻疹样或猩红热样皮疹、过敏性紫癜、局部过敏坏死反应（Arthus 反应）、热性惊厥、癫痫、多发性神经炎、脑病、脑炎和脑膜炎
情形4	6 周内	血小板减少性紫癜、格林巴利综合征、疫苗相关麻痹型脊髓灰质炎
情形5	3 个月内	臂丛神经炎、接种部位发生的无菌性脓肿
情形6	接种卡介苗 1～12 个月	淋巴结炎或淋巴管炎、骨髓炎、全身播散性卡介苗感染
情形7		与预防接种有关的其他严重疑似预防接种异常反应

七 过敏性体质的孩子能否接种疫苗？

过敏性体质的孩子在接种疫苗前应根据接种时孩子的身体状况和相关过敏试验结果判断是否能够接种。

过敏性体质的孩子在接种疫苗前要进行过敏试验，如果试验结果显示孩子对疫苗中的任何成分都不发生过敏反应才可以进行疫苗接种。如果结果显示孩子对疫苗中的任一成分过敏都不能接种。对非疫苗成分过敏及过敏皮试阴性的孩子可以接种疫苗。但是接种前务必向接种医生详细说明过敏史，以防过敏反应发生。

八 若孩子对某疫苗过敏，但又是该疫苗预防疾病的易感者，该怎么办？

如果孩子对某种疫苗过敏，但同时又是该疫苗所预防疾病的易感者，可以用以下方法完成接种：①接种前，用1∶10的稀释液（生理盐水）先进行皮试；②如果皮试阴性再用1∶100的疫苗稀释液进行皮内试验，若皮内实验结果为阴性则孩子可照常规剂量单次接种，但接种后需留院观察1小时；③如果孩子皮试结果为阳性，需要用脱敏接种方法接种疫苗。以常规接种剂量为0.5mL的疫苗为例，用以下阶梯式增长的剂量每间隔15分钟注射1次：1∶100疫苗稀释液0.05mL，1∶10疫苗稀释液0.05mL、0.1mL、0.15mL和0.2mL。

九 早产儿是否能接种疫苗？早产儿接种疫苗后产生的抗体持久性如何？

早产儿可以接种疫苗，但是所产生抗体的持久性较足月儿低。早产儿是指出生时胎龄＜37周的新生儿。早产儿由于其免疫系统发育不成熟，更容易感染疾病并且感染后病情比足月儿严重。虽然早产儿接种疫苗后产生

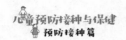
的免疫应答效果一般，但是早产儿（包括低出生体重儿）仍然应该按照足月儿的免疫程序进行预防接种，并且要适时加强免疫，同时家长更应该注意传染病的预防。

十 哮喘患儿能不能接种疫苗？

答案是肯定的。支气管哮喘不是接种疫苗的绝对禁忌证，哮喘患儿接种疫苗后并不一定会诱发哮喘。哮喘患儿常需要使用皮质类固醇类药物进行治疗，如果孩子正处于哮喘发病期，尤其是使用糖皮质激素时，应暂缓接种。除此之外，在孩子哮喘缓解期以及健康状况良好时可以咨询医生之后进行疫苗接种。

十一 心脏病患儿能不能接种疫苗？

心脏病患儿接种疫苗应根据患儿身体情况来决定。先天性心脏病患儿如仅为单纯房缺、室缺，且缺损较小，同时患儿心功能正常，无须临床干预，病情处于稳定期则可按常规免疫程序接种。如果患儿心功能异常或是复杂性心脏病患儿则需专科医生综合评估后再决定是否接种疫苗。

十二 肾病患儿能不能接种疫苗？

与心脏病患儿一样，肾病患儿能否接种疫苗需根据患儿当时身体状况决定。有资料证实，慢性肾病患儿在缓解期可以接受疫苗接种，但每次接种前、后都要检查肾功能。此外，在每次注射全量疫苗前都要先使用小剂量疫苗以观察受种者对疫苗的耐受情况。肾炎恢复期或慢性肾炎患儿禁止接种白喉类毒素及其混合制剂。

十三 有神经系统疾患的孩子能不能接种疫苗？

有神经系统疾患的孩子在预防接种时需要注意相应的禁忌证。患有神经系统疾病，包括不受控制的癫痫、癔症以及进行性脑病、脑炎后遗症等疾病的孩子严禁接种乙脑疫苗、流脑多糖菌苗及含有百日咳抗原成分的疫苗。

十四 有青色胎记的新生儿能不能接种疫苗？

有青色胎记的新生儿可以接种疫苗。青色胎记又叫蒙古斑，指多发于腰骶部的青色斑片。蒙古斑随着年龄的增长可逐渐消退。

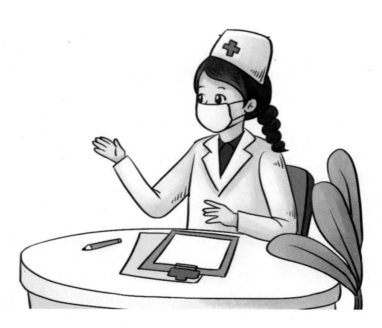

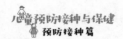

>> 知识加油站

蒙古斑（青色胎记）具有以下特点：①出生时即有，常于学龄前自行消退；②好发于腰骶部和臀部，皮损为浅蓝色、蓝褐色斑片，呈圆形及椭圆形，边界不清，一般单发；③组织病理示真皮中胶原束间散布星状、纺锤状黑素细胞，内含黑素颗粒；④一般不需治疗，也不会影响接种疫苗。

十五 需要多剂次接种的疫苗，每剂次接种的间隔是多长时间？

研究表明，有些疫苗需要多剂次接种，且每剂次接种的间隔时间合理才可产生良好的免疫效果。一般需多次接种的疫苗，每剂次的间隔时间不应超过4～8周，如果各剂次间隔的时间超过8周，会推迟孩子产生免疫保护的时间，从而增加暴露的风险。专业的预防接种人员会告知家长下次接种的时间，临近接种日期前还会电话通知家长，家长也需要多留心孩子的接种时间。

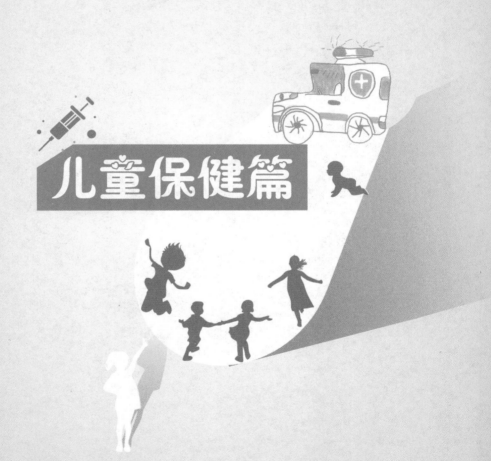

儿童保健篇

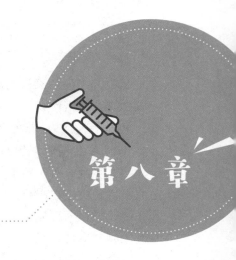

新生儿保健

第八章

新生儿脱离母体后，周围环境发生巨大变化，新生儿身体各组织器官功能发育尚不成熟，对外界抵抗力弱，易患各种疾病，所以新生儿保健是儿童保健中最重要的组成部分。

一　新生儿的产后保健

新生儿房间的温度应保持在22～24℃，新生儿出生后，正常新生儿送入新生儿室或母婴室，尽早进行母乳喂养；早产儿或产时异常情况及危重新生儿送入新生儿重症监护室。

二　新生儿的居家保健

1. 家庭访视

当社区有新生儿出生后，社区卫生服务中心工作人员应在新生儿期到新生儿的家中家访3～4次，发现新生儿有异常情况者应该增加家访的次数。家访的目的在于及早发现新生儿健康问题，及时干预，从而降低新生儿疾病的发生率和新生儿死亡率。

2. 合理喂养

新生儿出生后家长们最关心的就是喂养的问题。妈妈们常疑惑宝宝第一口食物应当是什么？什么时候开始进食？每次吃多少量？多长时间吃一次？怎么评判宝宝吃没吃饱？针对这些问题，下面分别进行解答。

（1）新生儿最理想的第一口食物是什么？

毫无疑问，对于新生儿而言，最理想的第一口食物就是母乳。WHO提出，新生儿应该在产后1小时内即开始母乳喂养，生后6个月建议纯母乳喂养，持续至24个月或更长一段时间。而在宝宝出生后妈妈产生的乳汁在不同阶段成分也是不一样的，这可以满足宝宝不同阶段的需要。妈妈在宝宝出生后4~5日内分泌的乳汁称为初乳。初乳中富含胡萝卜素，颜色偏黄，质地浓稠，初乳单次的量为2~20mL不等，分泌量与哺乳次数有关。我们已经了解到新生儿由于胃容量小，所以少量多次的喂养方式更适合宝宝，一般每日8~12次的频繁喂乳是很正常的，妈妈此时不要误以为是自己奶量不足导致宝宝吃不饱。初乳中钾、钠、氯、蛋白质、维生素、抗体成分含量高，可以帮助新生儿建立良好的免疫屏障。而且初乳具有轻泻的作用，可以促进胎便的排出，所以母乳特别是初乳是母亲给新生儿一份特别珍贵的礼物，它所带来的好处是任何其他配方营养物质都不能替代的。

（2）新生儿每次应该吃多少量？多长时间进食一次？

目前，新生儿喂养都提倡按需哺乳，也就是宝宝有需求的时候积极予以喂哺，从1小时到4~5个小时进食一次都属于正常范围，每次吸吮时间也会从几分钟到1小时不等，这跟新生儿吸吮力量、母乳的量有关，只要在哺乳时可以看到宝宝有吞咽的动作即可。母乳喂养不需要估计每餐奶量，但采用配方奶喂养或母乳瓶喂的宝宝需要估计每餐的奶量。

我们可以这样理解新生儿胃容量：出生后第1~2天，新生儿的胃大概有鹌鹑蛋大小，胃容量约7~13mL；第3~6天新生儿的胃大约有乒乓球大小，胃容量有30~60mL；待满月时，新生儿的胃就有鸡蛋大小了，容量约有90mL左右。但是这也不代表每次的喂哺的奶量就是宝宝的胃容量，因为在喂哺的同时宝宝的胃也在进行排空，故实际的胃容量并不完全受上述容量限制。

（3）如何评估宝宝有没有吃饱？

如何评估宝宝是否吃饱了是困扰很多父母的难题，新生儿出生后大部分的时间处于睡眠状态，妈妈们很担心宝宝是不是"饿晕了"？那我们怎么通过观察宝宝的情况来评估喂养情况呢？其实很简单，想知道宝宝有没有吃饱就看宝宝大小便情况和体重情况。

爸爸妈妈可以通过观察宝宝的大小便情况来评估奶量是否充足。也就是说，如果新生儿大便、小便量正常，颜色正常则可说明其摄入奶量充足。

而另一个评估新生儿是否吃饱的重要指标就是体重变化。新生儿期宝宝存在生理性体重下降的情况，若生理性体重下降超过出生体重的20%或恢复出生体重过慢则需要考虑宝宝有喂养不足的情况，也就是说体重增长在正常范围内，即可说明目前喂养量已可以满足宝宝的需要。我国新生宝宝第一个月体重平均增长1000~1500g。

（4）什么情况下需进行混合喂养或人工喂养？

母乳喂养虽然益处多多，但是不一定每一个妈妈都能如愿实现纯母乳喂养。当出现以下情况时就应当选择混合喂养或人工喂养。

首先，宝宝体重增长不满意，甚至出现脱水、嗜睡、胎粪排出延迟等喂养不足表现且上述情况通过频繁哺乳也不能改善，并在适当介入干预后新生儿黄疸进行性加重时建议采用补授法添加配方奶粉，即母乳喂养次数不变，每次哺乳先将两侧乳房吸空后再以配方奶粉弥补母乳不足的部分。这样有利于刺激母乳分泌，补授的乳量由新生儿的需要量减去母乳量而定。

其次，母亲感染HIV或患有严重疾病，如慢性肾炎、糖尿病、恶性肿瘤、精神病、癫痫或心功能不全等应停止哺乳。化疗、放射性药物治疗期间一般不进行母乳喂养。母亲感染结核病在正规治疗两周内不能母乳喂养。母亲患有水痘处于传染期时也只能选择人工喂养。

（5）如何选择配方奶粉？

在不能进行母乳喂养或不能全母乳喂养宝宝时，家长需要选择配方奶粉进行喂养。市场上销售的配方奶粉都经科学研制而成，可满足婴幼儿的营养需要。但是为了满足不同需求的宝宝，配方奶粉也有很多分类，包括以牛乳或大豆为基础的配方奶粉、低敏配方奶粉以及其他特殊配方奶粉。

第一类，以牛乳为基础的配方奶粉。多数婴儿配方奶粉都是以牛乳为基础加工而成的。酪蛋白是牛乳的主要蛋白质，人乳的基础蛋白质是乳清蛋白。乳清蛋白比酪蛋白更容易吸收且不易结块，故现已研发出含较多乳清蛋白的婴儿配方奶粉，但是其比例与人乳中的乳清蛋白含量仍有差别。牛乳为基础的配方奶粉中一般脂肪较低，碳水化合物、蛋白质、矿物质含量则高于人乳。故若婴幼儿不存在牛奶蛋白过敏的情况，市面上大部分牛乳配方奶粉都可以满足婴儿的营养需求。

第二类，以大豆为基础的配方奶粉。对牛奶不耐受的婴儿，大豆为基础的配方奶粉是较好的选择，它还可以用于半乳糖血症、遗传性乳糖缺乏症的患儿，但不适用于6月龄内健康婴儿。急性胃肠炎后乳糖不耐受、肠绞痛、牛奶蛋白过敏性肠病、小肠结肠炎患儿也不适用此类奶粉。

第三类，低敏配方奶粉。对于牛奶蛋白过敏的婴幼儿可以采用低敏配方奶粉。根据过敏情况不同，有豆基配方奶、深度水解配方奶、氨基酸配方奶三种低敏配方奶可供选择。不能以无乳糖配方奶、部分水解配方奶或其他哺乳动物奶、牛奶糊、燕麦奶粉等治疗牛奶蛋白过敏。喂养后立即出现严重过敏反应的婴儿应首选氨基酸配方奶喂养，其他婴儿均首选深度水解蛋白奶粉，若治疗效果不理想则改用氨基酸奶粉。

知识加油站

牛奶蛋白过敏两岁以下婴儿发生率约2%，纯母乳喂养的婴儿也可能发生过敏反应，过敏时会出现不同的症状，此时正确的判断就显得很重要，确诊则通常依赖到医院进行免疫学和形态学检查。此外家长们也可以通过观察去除牛奶蛋白后的症状来诊断，如果去除后仍不能确诊，可通过观察再次试用牛奶蛋白后症状的复发来判断。由于宝宝过敏的一些症状会随着时间缓解，所以在部分宝宝中会间隔一段时间后再试用牛奶蛋白观察是否再次出现过敏反应。

专家解读 什么是牛奶蛋白过敏综合征？

牛奶蛋白过敏综合征包括速发性过敏反应、食物蛋白诱发的小肠结肠炎综合征、特应性湿疹、胃肠道综合征、胃食管反流性疾病、过敏性嗜酸性胃肠炎、食物蛋白诱发的肠病、便秘、严重肠易激惹（肠绞痛）、食物蛋白诱发的直肠结肠炎、嗜酸性食管炎等多种疾病表现形式，出现这些表现都提示婴幼儿可能出现了牛奶蛋白过敏。如果是母乳喂养的婴儿发生过敏，母亲则需要避免高敏食物的摄入（鸡蛋、牛奶、鱼虾、坚果等），如母亲控制饮食后宝宝仍有相关症状则需要进一步避免其他可能致敏的食物；如果是配方奶粉喂养的婴儿则需要根据过敏的情况选用适合的配方奶粉。

第四类，乳糖不耐受配方。我们先来了解下为什么婴幼儿会发生乳糖不耐受。乳糖是乳制品包括母乳中最重要的碳水化合物，而宝宝肠道里的乳糖酶可以将乳糖分解，从而吸收利用，若乳糖酶分泌减少或活性降低，宝宝摄入乳制品后会出现一系列消化道及全身不适症状，如腹胀、腹痛、腹泻、频繁溢乳、肠道排气增多和持续性哭闹等，这就称之为乳糖不耐受症。乳糖不耐受可分为：先天性乳糖不耐受型、原发性乳糖不耐受型、继发性乳糖不耐受型、发育性乳糖不耐受型。简单来说就是这种乳糖酶缺乏或减少的情况可能是宝宝天生的，或者是因为腹泻等消化道疾病后暂时性的，还有由于早产儿等早期肠道发育不完全的原因，对这类宝宝就需要在特殊时期使用相应的配方奶粉：在急性腹泻期，患儿若出现脱水现象可采用无乳糖奶粉喂养缓解腹泻症状，促进肠道功能恢复，但喂养时间一般不超过2周，因为长期采用可导致各种营养元素缺乏。而在慢性腹泻期，其实宝宝肠道会有部分耐受乳糖的能力，所以除先天性乳糖不耐受以外，婴幼儿可能有一定的乳糖负荷量，可以尝试给予低乳糖奶粉喂养。母乳喂养的婴幼儿建议添加乳糖酶制剂继续母乳喂养。

第五类，早产儿配方奶粉。由于早产儿的营养需求异于足月儿，当早产儿不能纯母乳喂养时就需要添加专门的早产儿奶粉。早产儿院内配方奶粉主要适用于胎龄小于34周，出生体重小于2000g的早产儿在住院期间应用。早产儿出院后配方奶粉则适用于标准体重达2000g，可经口喂养且生命体征稳定的早产儿。早产儿出院后配方作为介于早产儿院内配方和普通配方奶粉之间的过渡配方，既可满足早产儿继续追赶生长的需求，也适用于有营养不良等高危因素的早产儿出院后使用。但是如果长期采用早产儿院外配方喂养可能会导致婴儿摄入过多能量、蛋白质等，增加孩子代谢负担。故早产儿院外配方不宜长期使用。

第六类，其他特殊配方奶粉。对于苯丙酮尿症患儿，母亲需要控制饮食中苯丙氨酸的摄入并定期检测患儿血液中苯丙氨酸水平来调整母亲饮食，也可选用专门的低苯丙氨酸配方奶粉喂养。

3. 新生儿喂养过程中的常见问题

（1）喂奶之后宝宝溢奶、吐奶正常吗？

在喂养的过程中，宝宝常常溢奶或吐奶。这是大多数宝宝都会发生的情况。由于婴儿食管发育不完善、控制能力差，故容易发生胃食管反流。再加上新生儿的胃略呈水平位且胃蠕动排空功能发育尚未完善，由于贲门及胃底部的肌张力较低，而幽门括约肌却发育良好，所以宝宝容易发生幽门痉挛导致溢奶。

我们可以想象宝宝的胃是一个有两扇门的房间，前门比后门容易打开，而乳汁就是要顺序通过这个房间的"人群"。宝宝吃奶的时候，"人群"从前门进入房间，当进入"人群"较多造成房间拥挤的时候，后门不易打开，过多的人就会被从前门挤出房间。这就是宝宝吐奶。胃对于不同食物种类的排空时间不同。对于足月儿而言，母乳的排空时间约为2~3小时，配方乳的排空时间为3~4小时，早产儿胃排空更慢，更易发生胃潴留。所以根据单次喂养的量和宝宝胃肠功能发育的快慢水平不同，不同的宝宝可能都会有不同程度的溢奶和吐奶的情况。但若每次喂奶后都出现大量呕吐或喂养困难、宝宝不愿意吃奶等情况时则需要及时就医排外消化道器质性病变（先天性幽门肥厚性狭窄、胃扭转、肠扭转不良、肠梗阻等）。

（2）宝宝为什么会发生呛奶呢？

我们已经了解了新生儿在吃奶过程中容易出现吐奶的情况，如果奶水由食道逆流到喉咽部并在宝宝吸气的瞬间被吸入气管，宝宝就会发生呛奶。

（3）应该如何预防呛奶呢？

为了避免宝宝呛奶，首先，家长需要注意喂奶的时机，不要在宝宝哭闹明显时喂奶，也不要等到宝宝很饥饿的时候再喂奶。吃奶时哭闹或者因为饥饿而大口吸吮都容易出现来不及吞咽奶水而导致宝宝呛咳。其次，家长要注意哺乳时奶水的流速与流量。母乳喂养的妈妈泌乳过快、流量大容易导致宝宝呛奶。存在这种情况的妈妈在喂奶时可以用手指轻压乳晕，减缓乳汁的流出速度或者让宝宝吃几口就拔出奶头休息片刻后再继续哺乳。如用奶瓶喂养则要注意奶嘴的孔洞是否适合。喂奶时还要注意观察新生儿的鼻孔是否被堵住，是否有乳汁从口周溢出，如出现上述情况需立即停止哺乳，调整哺乳姿势再继续喂哺。最后，喂完奶后需将新生儿直立抱在肩头，轻拍其背部帮助其排出胃内气体，最好等到听见宝宝打嗝后再把孩子放回床上，床头宜抬高15°～30°或让婴儿保持右侧卧30分钟后再平卧。

（4）若宝宝发生呛奶该如何处理？

若呛奶程度较轻，也就是宝宝虽然有咳嗽，但是没有面色发紫，家长可将宝宝的脸侧向一边，用空掌心拍宝宝的后背即可。

若呛奶的程度较重，宝宝出现面色发紫的情况，家长应让其俯卧在自己腿上，保持上身前倾45°～60°，稍微用力拍打宝宝背部4～5次，这样有利于气管内的奶流出。之后，家长可用干净的手帕绕在手指上，伸入宝宝口腔将奶汁和其他残渣清理出来，以免宝宝呼吸时再次吸入。

呛奶最危急的情况是宝宝窒息。如果出现窒息，家长可以用双手从婴儿上腹部向上挤压，这样可以使宝宝腹压升高，借助其体内膈肌抬高和胸廓缩小的冲击力将呼吸道中的异物喷出。窒息的情况得以缓解后家长要立即带宝宝至医院观察。

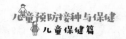

4. 新生儿需要补充的营养剂

（1）维生素D

维生素D可以维持人体组织细胞正常生长发育，对婴幼儿发育有着广泛的生理作用。与体内钙、磷调节及骨骼的生长有密切关系，同时维生素D还影响着肌肉、神经、造血、免疫等组织器官的功能，而人乳中维生素D含量较低，母乳喂养的宝宝应补充维生素D，条件允许可以进行户外活动，接受日光照射。早产或者低出生体重儿出生后即应每天补充维生素D 800~1000IU，3月龄改为400IU/d直至2岁。

（2）铁　剂

首先，铁是合成血红蛋白的原料，缺乏时可引起缺铁性贫血，而缺铁性贫血会影响宝宝的消化系统，导致胃炎、肠黏膜萎缩等；其次，铁对宝宝神经系统发育也有影响，尤其是缺铁性贫血的宝宝可出现反应低下、注意力不集中、智力减退等情况；再次，铁含量不足会影响体内重要的代谢过程，使机体正常功能受损；最后，铁缺乏的宝宝还会出现肌肉疲劳、乏力等。故建议早产儿出生2~4周开始每天补充元素铁2~4mg/kg，直至矫正胎龄1岁，补充量包括强化铁配方、人乳强化剂、食物铁和铁制剂中所有铁元素含量。

（3）维生素A

维生素A是宝宝视力发育不可缺少的维生素，婴幼儿因缺乏维生素A的致盲率高，同时维生素A缺乏还会影响机体的免疫功能，导致频发的消化道和呼吸道感染。严重的维生素A缺乏还可以导致长骨的增长迟滞，身高发育落后，齿龈发生增生和角化，牙釉质易剥落，失去光泽，容易发生龋齿。故建议宝宝出生2周后可以适量补充维生素A直至婴幼儿期可以保证摄入富含维生素A的饮食。

（4）DHA

DHA是一种多不饱和脂肪酸，是保证神经系统细胞生长的一种主要营养素，也是大脑和视网膜的重要构成成分，对宝宝的智力和视力发育至关重要。

5. 适宜的温度

新生儿应居住于光线充足、通风良好、温湿度适宜的房间，有条件者可将室内温度保持在20～22℃，湿度保持在55%～65%。出生于寒冷季节的新生儿要注意保暖以防温度过低引发新生儿寒冷损伤综合征。为避免烫伤，一般不建议使用热水袋为新生儿保暖。

家长应随环境和季节的变化，灵活调整新生儿的衣物和包被。衣物过多、包被过厚可导致新生儿出现"捂热综合征"，亦称"婴儿蒙被缺氧综合征"，严重时可能造成新生儿脱水和电解质紊乱，甚至引起新生儿呼吸困难，抢救不及时可致新生儿死亡。即使抢救成功，新生儿也很有可能出现智力下降、运动障碍、呆傻、聋哑、癫痫等严重后遗症。

三 新生儿日常护理

1. 呼 吸

自然分娩的足月儿经产道挤压，1/3～1/2肺液自口鼻排出，剩余肺液可自行吸收，因此，缺氧、呼吸困难等呼吸系统问题在自然分娩的新生儿中并不多见。而剖宫产儿由于缺乏产道挤压，肺液吸收延迟可增加新生儿出现暂时性呼吸困难的风险。故剖宫产的妈妈要更加关注宝宝的呼吸情况。早产儿由于呼吸中枢发育不成熟，会出现呼吸浅、快、不规则，易出现周期性呼吸、呼吸暂停等情况，胎龄越小越容易发生，常于出生后1～2天出现。呼吸频率超过60～70次/分钟或呼吸明显不均匀提示宝宝存在呼吸或其他系统疾病，应及时就医。

新生儿呼吸道管腔狭窄、黏膜柔嫩、纤毛运动差，容易发生呼吸道阻塞、感染、呼吸困难，故家长需要用棉签或吸鼻器等帮助清洁宝宝的鼻腔分泌物，保持呼吸道通畅。但是注意不要清理得太过频繁，操作过程动作要轻柔，避免损伤宝宝的呼吸道黏膜，同时应注意湿度适宜并保持室内通风透气，避免粉尘过多。

2. 消 化

足月儿出生时虽然吞咽功能基本完善，但是由于宝宝食管及胃排空功能还未发育完全，胃呈水平位，所以容易溢乳甚至呕吐。早产儿出生后吸吮力差，吞咽反射弱，胃容量相对小，易出现哺乳困难或乳汁误吸入肺引起吸入性肺炎等情况，如果喂养不当还容易引发坏死性小肠结肠炎。因此，胎龄越小的宝宝越需要少量多次喂养，避免加重胃肠负担。

3. 排 便

宝宝出生后24小时内开始排胎便。胎便呈糊状、墨绿色，约2~3天排完。若出生后24小时仍不排胎便，应告知医生排除肛门闭锁或其他消化道畸形可能。相比足月儿，早产儿胎便排出会稍有延迟，这是由于早产儿肠蠕动差及胎粪形成较少，可以适当延长观察时间。

新生儿一般在出生后24小时内开始排尿，少数可延迟至48小时。正常尿液是清亮的淡黄色液体，如出现茶色或有结晶等现象就说明宝宝有脱水或其他泌尿系统问题，需要就医。同时，尿量也是评估新生儿奶量的指标，若尿量正常则说明新生儿喂养情况较好，无明显脱水情况。

4. 神经系统发育

足月儿出生后大脑对神经系统的控制能力还没有发育完全，所以宝宝常常出现不自主和不协调动作，这都属于正常现象。新生儿存在四种特有反应：①觅食反射，即妈妈用左手托住宝宝呈半卧位，右手用手指触碰其一侧面颊，宝宝会反射性地把头转向这一侧；②吸吮反射，即妈妈将乳头或奶嘴放入宝宝口中时，宝宝会做出有力的吸吮动作；③握持反射，即当妈妈将手指放到宝宝手心中，宝宝会立即握紧妈妈的手指；④拥抱反射，即妈妈把宝宝仰卧位放在床上拍打床面，宝宝会双臂伸直外展，双手打开，然后上肢屈曲内收双手握拳，像做了一个拥抱的动作。正常情况下上述反射在数月后会自然消失，若在新生儿期家长没有看到或很少看到这些反应，又或宝宝这些反应数月后仍不消失，就需要警惕宝宝出现神经系统疾病的可能，需带至医院进行进一步检查。

5. 体 温

新生儿正常腋下温度为36～36.5℃。宝宝出生后，环境温度明显低于妈妈子宫内的温度，加之出生后散热增加，医生会迅速将宝宝擦干放在母亲胸腹部进行皮肤接触，帮助新生儿保持体温。因新生儿头部所占整个身体的比例较大，容易散热，如果头发潮湿更易导致体温散失，所以应注意刚出生宝宝头部的保暖，周围环境温度应该维持在26～28℃左右。

早产儿因体温中枢发育更不完善，产热能力差，寒冷天气里更容易发生低体温，但同时又因早产儿汗腺发育差，环境温度过高，体温也容易升高。故出生体重＜2000g或低体温的宝宝应置于温箱以维持宝宝的正常体温。

6. 体 重

出生后由于胎粪排出，加之体内部分水分丢失，新生儿出现体重下降，约一周降至最低点。足月儿10天左右可恢复至出生体重，早产儿体重恢复比足月儿慢。宝宝体重下降的这一过程称为生理性体重下降，这是一种正常的生理表现，家长不需要过度担心，此阶段只需要积极评估新生儿的喂养情况，若摄入量达标则不需要特殊处理。若体重下降超出范围或宝宝存在吃奶差、精神欠佳的情况则应及时就医。

7. 预防感染

由于刚出生的宝宝免疫系统尚未发育完全，抵抗力弱，故凡是接触新生儿的人群均应先洗手，照顾者如患有感染性疾病应该立即隔离，防止交叉感染。

8. 脐带护理

新生儿出生后一般3～7天脐带残端会自然脱落。若宝宝脐部有少量黏液或渗血，家长应用75%酒精消毒；若脐带脱落延迟并且局部黏液、渗血多则需要将宝宝带至产科重新结扎；若宝宝脐带残端脱落后有明显红色肉芽样组织，可带至医院处理；若脐带局部伴有化脓感染，每天使用双氧水或碘伏消毒外可酌情使用局部抗生素药膏（如红霉素眼膏等）。

四 新生儿皮肤护理

新生儿出生时皮肤上覆盖有一层黄白色的胎脂。这层胎脂可以起到保护宝宝皮肤、抵抗细菌的作用，不需要立即擦洗，建议保留至新生儿第一次沐浴。为了保证新生儿体温稳定，通常不建议在出生6小时内给新生儿沐浴，可在出生后第二天沐浴，沐浴时要注意控制室温。新生儿日常护理中沐浴的频率和时间应根据每个新生儿的个体需要来确定，同时还要结合不同的季节和环境温度等因素综合考虑。沐浴水温以38~40℃为宜，时间控制在5~10分钟，天气冷时，隔天沐浴1次即可。

1. 新生儿沐浴用品的选择

沐浴时可选用新生儿专用沐浴产品，它可将皮肤表面的油脂、污垢和微生物乳化从而更易去除，清洁效力比清水更好，特别是对清除皮肤上残留的尿、便更有效。新生儿，特别是早产儿皮肤表面pH偏中性，所以针对新生儿皮肤屏障的特点，在选择沐浴产品时应特别注意：①选择pH 5.5~7的沐浴产品或选择对婴儿皮肤表面无刺激的产品。含有皂基的固体清洁产品，如肥皂pH＞7，会导致皮肤干燥而敏感。如果生活的地区水质较硬则会加重对宝宝皮肤的刺激，损害皮肤屏障。因此，建议为宝宝选择中性或弱酸性、温和的沐浴产品。②防腐剂可以抑制高含水环境中细菌过度繁殖，是液体香皂或化妆品中的必需品。但是防腐剂也是许多过敏性皮炎或接触性皮炎的致病因素，因此，新生儿沐浴产品要避免选择添加了高致敏性防腐剂的产品。③避免使用抗菌皂给新生儿沐浴。

总之，新生儿沐浴应选用不含皂基、致敏性香料和高致敏防腐剂的中性或弱酸性沐浴产品。

2. 宝宝润肤乳的选择与使用

新生儿皮肤娇嫩，经表皮水分丢失量大，容易干燥，所以浴后应使用润肤乳减少经皮失水，增加皮肤含水量，维持角质层完整性并加强皮肤屏障功能，使新生儿的皮肤得到良好的护理。润肤产品的选择也很重要。父母应该根据新生儿皮肤的状况、季节、地域和环境等选择润肤产品。一般秋冬季可选择润肤霜，而春夏可选择润肤乳。

最好在沐浴后5分钟内使用润肤产品，此时皮肤较为湿润，润肤产品易于推开且有助于产品中的润肤和锁水成分发挥功效。涂抹润肤产品的第一步，父母可取适量润肤产品在掌心揉搓，一来提升产品的温度，二来便于涂抹。第二步，父母应轻柔地将润肤产品涂抹宝宝全身，尤其是较易干燥的部位（如四肢和躯干），涂抹时避免用力摩擦，以免损伤新生儿的皮肤。

3. 如何清洗小屁屁？

给宝宝清洗小屁屁之前，大人应修剪指甲，洗净双手。如果是女宝宝，家长应先用拇指和食指轻轻分开大阴唇，自上而下用清水冲洗，注意清除大阴唇内的分泌物。如果有大便污染，应先清洗前面再清洗肛门处。尿道口附近可以用干净的棉签蘸着清水轻轻清理，再用流动的清水冲洗，清洗后用干净的小纱布蘸干。

清洗女宝宝小屁屁时的注意事项：①给女宝宝擦屁股须从前向后擦拭，也就是从阴道口向肛门方向擦；②平时用清水冲洗私处，不要用沐浴液或婴儿皂清洗，以免削弱外阴的自洁能力；③宝宝使用的盆、纱布等要和大人的区别使用，单独清洗，尿布也要单独清洗；④不要给宝宝穿开裆裤。

清洗男宝宝小屁屁时的注意事项：①3岁前宝宝的包皮与龟头是相粘连的，不可以上翻哦；②每次用清水清洗外部即可，等到宝宝大一些包皮自然分开后，再翻开包皮清洗下面覆盖的阴茎；③注意清洗大腿根部；④宝宝包皮和龟头间乳白色物质多为包皮垢，属于正常的排泄物，但皮垢使用清水不容易洗掉，清洗时可在包皮和龟头上涂少许橄榄油，等待2分钟左右再用浸油的棉签轻轻擦拭，将皮垢清理干净。

五 新生儿常见的生理状态

1. "马牙"

婴儿口腔上颚中线及牙龈部位可出现黄白色、米粒大小的颗粒，俗称"马牙"。这是由于上皮细胞堆积或者口腔黏液腺分泌物积留形成，一般数周后会自然消退，家长不可擅自用针挑破。

2. "螳螂嘴"

婴儿口腔两侧颊部各有一隆起的脂肪垫，让婴儿的两颊鼓起像"螳螂嘴"。脂肪垫有助于婴儿吸吮乳汁，家长不可揉捏。

3. "早熟齿"

少数新生儿出生时就有小牙齿，即"早熟齿"（也称为新生儿齿），一般情况下不需要拔出，注意口腔及牙齿的清洁护理即可。家长可用清洁口腔纱布沾温水轻揉擦洗。

4. 乳腺肿大及假月经

不论男宝宝还是女宝宝，新生儿出生后4~7天内均可能出现乳腺增大的情况（可有蚕豆至核桃大小），一般2~3周自然消退。这是由于新生儿刚出生时体内存有一定量来自母体的雌激素、孕激素和催乳素所致。部分婴儿的乳房甚至会分泌少量乳汁。此时家长切忌挤压宝宝胸部以免感染。部分女婴在出生后5~7天阴道可流出少量血性分泌物或类似白带样分泌物，可持续1周左右，这也是由于来自母体的雌激素突然中断所致，无须特殊处理。

5. 新生儿红斑

出生1~2天，部分新生儿的头部、躯干及四肢可出现大小不等的多形性红斑丘疹，1~2天后可以逐渐消退。

6. 鲜红斑痣

鲜红斑痣又称葡萄酒样痣或毛细血管扩张痣，常在宝宝出生时或出生后不久出现，多见于头面部和颈部，可为大小不一的数个淡红、暗红或紫红色斑片，形状不规则，边界清楚，表面平滑，不高出皮肤表面，压之可部分或完全褪色。随着宝宝逐渐长大，部分鲜红斑痣颜色会加深变红、变紫，如果出现颜色加深的情况需要到皮肤科接受治疗。

7. 粟粒疹

新生儿鼻尖、鼻翼、颜面部会出现小米大小的黄白色皮疹，这些皮疹就是粟粒疹，可逐渐消退，不需要特殊处理。

六 新生儿抚触

在自然分娩的过程中，胎儿就接受了来自母亲产道收缩这一特殊的"抚触"。皮肤是人体接受外界刺激最大的感觉器官，同时也是神经系统的外在感受器。所以，早期抚触能给婴儿脑细胞和神经系统以适宜的刺激，促进婴儿骨骼生长、神经系统和智力发育。

1. 抚触的好处

第一，抚触可刺激宝宝生长激素分泌，加快细胞酶的活动，使重要器官的细胞对生长激素的促进效果反应更为积极。

第二，抚触可促进脑部和神经系统发育。

第三，抚触有助于消化，可以使婴儿的消化系统更健康。

第四，抚触可以帮助父母更好地了解宝宝的身体语言，增进彼此的感情。

第五，宝宝出牙时，进行面部抚触和亲吻可使其脸部肌肉放松，缓解出牙的不适。

2. 如何做抚触？

（1）头面部的抚触

父母用两手拇指指腹从眉间向两侧滑动。

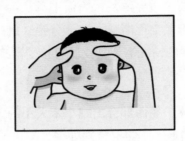

父母用两手拇指从下颌上、下部中央向外侧、上方滑动，让上下唇形成微笑状。

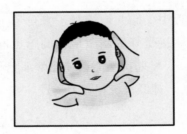

父母一手托头，用另一只手的指腹从前额发际向上、向后滑动至后下发际，停止于两耳后乳突处并轻轻按压。

（2）胸部的抚触

父母两手分别从胸部的外下方（两侧肋下缘）向对侧上方交叉推进至两侧肩部，在胸部划一个大的交叉。抚触时需要注意避开新生儿的乳头。

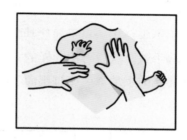

（3）腹部的抚触

父母用食指和中指依次从新生儿的右下腹至上腹向左下腹移动，呈顺时针方向画半圆，避开新生儿的脐部。可做"I LOVE YOU"亲情体验，即用右手在婴儿的左腹由上往下画一个英文字母"I"，再依操作者的方向由左至右画一个倒写的"L"，最后由左至右画一个倒写的"U"。在做上述动作时要用关爱的语调说"我爱你"，向宝宝传递爱和关怀。

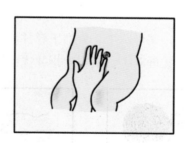

（4）四肢的抚触

父母用两手交替抓住婴儿的一侧上肢从腋窝至手腕轻轻滑行，然后在滑行的过程中从近端向远端分段挤捏。对侧上肢及双下肢的做法与此相同。

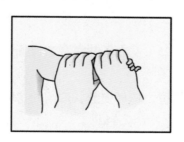
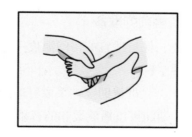

（5）手和足的抚触

父母协助将婴儿双手下垂，用一只手捏住其胳膊，从上臂到手腕轻轻挤捏，然后用手指按摩其手腕。然后再用同样的方法按摩另一只手和两只小脚。再用拇指指腹从婴儿的手掌掌面或脚跟向手指或脚趾方向推进，并逐一抚触每个手指或脚趾。

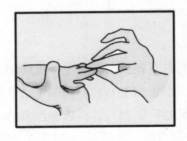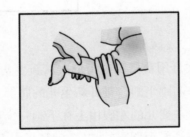

（6）背、臀部的抚触

以脊椎为中分线，双手分别放在脊椎两侧，从背部上端开始逐步向下轻轻按抚至臀部。

①婴儿可呈俯卧位，父母两手掌分别于脊柱两侧由中央向两侧滑动。

②以脊柱为中线，父母双手食指与中指并拢由上至下滑动4次。

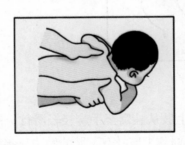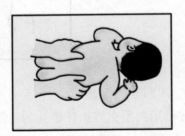

3. 抚触前的准备

首先，保持适宜的房间温度（室温25℃左右）并注意掌握抚触的时间（15分钟左右）。

其次，父母帮助宝宝采取舒适的体位，选择安静、清洁的房间给宝宝做抚触，期间可以播放柔和的音乐。

再次，选择在适当的时间进行抚触，宝宝刚吃饱或饥饿的时候都不宜进行抚触，通常建议在婴儿沐浴后进行。

最后，抚触前应准备好毛巾、尿布、替换的衣物等。开始抚触时，父母应先取一定量润肤产品于掌心，相互揉搓使双手温暖后再行抚触。

4. 抚触时的注意事项

抚触时的注意事项包括：①每次抚触时间应控制在15分钟左右；②开始抚触时动作要轻柔，待宝宝适应后可微微增加压力；③不要强迫宝宝保持固定姿势，如果宝宝哭闹应先安抚宝宝，待宝宝安静后再继续；④抚触前父母应修剪指甲，洗净双手，涂好护手霜，避免双手太过粗糙。

七 帮助新生儿建立规律作息

首先需要明确的是，给宝宝建立规律的作息有很多好处。按照科学原则给宝宝建立规律作息的好处可以简要概括为以下几个方面：

第一，作息规律的宝宝吃奶用力，给妈妈乳房的刺激充分，保证母乳充足。

第二，作息规律的宝宝入睡速度快，深度睡眠时间充足。

第三，作息规律的宝宝哭得更少，笑得更多，心理健康度高。

第四，宝宝的作息规律，妈妈有时间计划自己的事情，有助于远离产后抑郁。

第五，宝宝的作息规律，全家的睡眠质量好，幸福指数提升。

那该如何帮助宝宝建立规律的作息呢？

首先，需要遵循的基本原则就是白天"吃—玩—睡"的顺序。这个顺序非常重要，它可以帮助宝宝在白天建立规律小睡的习惯，避免奶睡和昼夜颠倒的情况。如果到了吃奶的时间，但是宝宝却在熟睡，这时就需要评估宝宝是否存在昼夜颠倒的情况？宝宝的夜间睡眠质量是否不理想？整体作息安排是否合理？宝宝小睡的入睡时间是否太晚等。

其次，建立规律的作息要循序渐进，由易到难。无论做出何种调整，都需要遵循由易到难、循序渐进的原则。如果宝宝严重依赖哄睡，小睡入睡的过程就会延长，此时想严格按照计划的间隔喂养宝宝就变得十分困难。在这种情况下，父母就需要在某一时期允许喂养时间存在一定的弹性，但仍需要努力固定一天里第一次和最后一次喂奶的时间（目标是根据实际情况调整一天的作息计划，稳定最后一次喂奶的时间）。

宝宝的作息从不规律到规律通常需要分阶段实现。在整个过程中，有一些准备是必不可少的：①对宝宝睡眠规律和科学喂养间隔的全面了解；②了解自家宝宝24小时的睡眠需求；③选择适合自家宝宝目前阶段的喂养间隔；④评估宝宝目前的作息，明确哪些方面需要调整；⑤确定调整的顺序，分阶段实施。

如果宝宝目前的作息还没有规律起来，可以参考以下的顺序逐步实施：①确定宝宝24小时睡眠需求和喂养间隔；②白天坚持按照"吃—玩—睡"的顺序喂养宝宝，请注意稳定最后一次喂奶的时间；③稳定早晨第一次喂奶的时间；④逐步稳定喂奶间隔和小睡时间；⑤摆脱哄睡的问题（也可更早尝试，如果哄睡问题不严重，早调整会更容易）。

专家解读 **新生儿睡觉是否需要枕头？**

事实上，新生儿睡觉并不需要枕头。因为宝宝的脊柱形状与成人不同，在没有枕头的情况下呼吸最为顺畅。

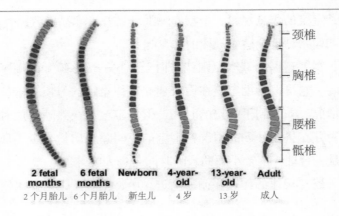

						颈椎
						胸椎
						腰椎
						骶椎

2 fetal months　6 fetal months　Newborn　4-year-old　13-year-old　Adult

2个月胎儿　6个月胎儿　新生儿　4岁　13岁　成人

八 新生儿衣物的选择

1. 最好选全棉

纯棉衣服柔软透气，不会刺激或擦伤宝宝的皮肤。化纤材料的衣服透气性差，宝宝一旦出汗皮肤就很容易长皮疹。

2. 质地要柔软

同为纯棉的衣服，新生儿的衣服要选棉质更为柔软的，方便宝宝活动。

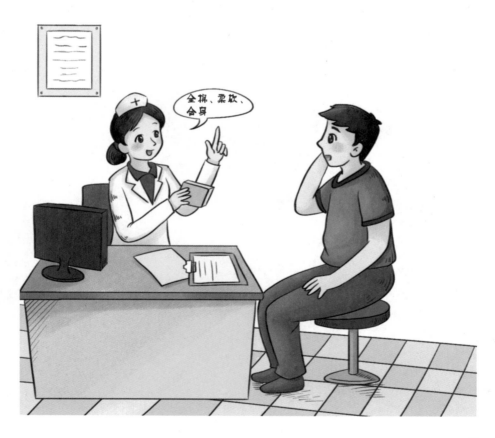

全棉、柔软、合身

3. 大小合身

宝宝的衣服大小要合身。很多家长认为反正宝宝长得快，不如买大一点的衣服，穿的时间可以长一点。殊不知，衣服太大或太小都不利于宝宝活动、发育。

4. 单独摆放

新生儿的衣物尽量不要和大人的放在一起，也不要和樟脑丸等驱虫剂放在一起。

5. 妥善晾收

新生儿的衣物应经常放在太阳底下暴晒，这样可以起到杀菌的作用。收衣服的时候注意查看是否有虫子停留在衣服上，折叠衣服之前将之抖一抖。

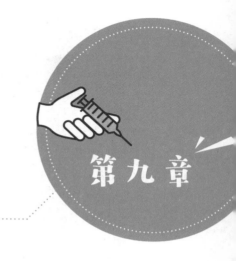

第九章

早产儿保健

一 早产儿基本知识

早产儿是胎龄＜37周出生的新生儿。按照孕周可进一步将早产儿分为早产儿（孕周＜37周出生）和极度早产儿（孕周＜32周出生）；按照出生体重可将早产儿分为低出生体重儿（出生体重＜2500g，LBWI）和极低出生体重儿（出生体重＜1500g，VLBWI）；按照出生体重与胎龄的相对关系，可以将早产儿分为小于胎龄儿（出生体重小于该胎龄出生体重的第10个百分位，SGAI）、适于胎龄儿（出生体重在该胎龄出生体重的第10个百分位与第90个百分位之间，AGAI）、大于胎龄儿（出生体重大于该胎龄出生体重的第90个百分位，LGAI）；此外，按照母亲本次妊娠的胎数来分，又可将早产儿分为单胎儿、双胎儿、三胎儿。

根据出生胎龄、出生体重、喂养状况、生长状况以及是否存在并发症（并发症包括支气管肺发育不良、消化道结构或功能异常、代谢性骨病、贫血、严重神经系统损伤等），将早产儿营养风险的程度分为高危（high risk，HR）、中危（moderate risk，MR）和低危（low risk，LR）三类。营养分类是早产儿出院后个体化营养指导的基础，医生会根据此评估给予出院后喂养的初步建议（见表9-1）。

表 9-1　早产儿营养分类评估

评估项目	高危早产儿	中危早产儿	低危早产儿
胎龄（w）	＜ 32	32 ～ 34	＞ 34
出生体重（g）	＜ 1500	1500 ～ 2000	＞ 2000
宫内生长迟缓	有	无	无
经口喂养	欠协调	顺利	顺利
奶量〔mL/（kg·d）〕	＜ 150	＞ 150	＞ 150
体重增长（g/d）	＜ 25	＞ 25	＞ 25
宫外生长迟缓	有	无	无
并发症*	有	无	无

* 　并发症包括支气管肺发育不良、消化道结构或功能异常、代谢性
　　骨病、贫血、严重神经系统损伤等。

二　早产儿的基本特征

1. 头　部

相对其身体而言，早产儿头大，头长约为身高的1/3，囟门宽大，颅缝可分开，头发呈短绒样，耳廓软，耳舟一般不清楚。

2. 皮　肤

早产儿皮肤鲜红薄嫩，胎毛多（胎龄越小胎毛越多），胎脂丰富，皮下脂肪很少，而且趾（指）甲软，不超过趾（指）端。

3. 乳腺结节

早于36周出生的早产儿乳腺结节一般触及不到，直到36周后才能可触摸到直径小于3mm的乳腺结节。

4. 胸腹部

早产儿胸廓通常为圆筒形，由于新生儿时期肋骨较软，肋间肌无力，吸气时胸壁易向内凹陷。由于腹壁薄弱，早产儿容易发生脐疝。

5. 足底纹

早产儿足底纹不清晰，仅在足前部可见有1~2条足纹，足跟通常很光滑。

6. 生殖器官

早产儿男婴睾丸通常还未降或未完全降至阴囊内；女婴大阴唇尚且不能盖住小阴唇。

三 早产儿的生理概况

1. 呼吸系统

早产儿哭声通常低微，呼吸浅、快且不规律。由于呼吸中枢以及呼吸器官尚未发育成熟，早产儿胎龄愈小，发生原发性呼吸暂停的概率越高。同时由于呼吸肌、肋骨、肺发育不全，早产儿易患肺透明膜病，这也是导致早产儿死亡的常见原因。此外，早产儿咳嗽反射很弱，蓄积于气管中的黏液不易咳出，易患肺不张以及吸入性肺炎。

2. 消化系统

早产儿吸吮力普遍较差，甚至没有吞咽反射。由于贲门括约肌松弛，胃容量小，早产儿更容易溢奶、呛咳。同时早产儿的消化力也很弱，淀粉酶尚发育不全，常常发生呕吐、腹胀、腹泻。早产儿对蛋白质的需求量比较高，但对脂肪的消化能力一般，特别是对脂溶性维生素吸收不良。早产儿中常见坏死性小肠结肠炎，特别是极低出生体重儿更易患上此症，多发生在第一次喂养后，这可能是其肠功能发育不全所致。

3. 神经系统

早产儿各种神经反射都发育尚未健全，如吞咽、吸吮、觅食、眨眼反射等，表现为觉醒程度低、嗜睡，以及拥抱反射不完全，肌张力低等。

早产儿（尤其极度早产儿和极低出生体重儿）脑室管膜下有发达的胚

胎生发层组织，易导致颅内出血，所以出生后3天内应进行常规头颅超声检查。

4. 肝脏功能

早产儿肝脏发育不成熟，对胆红素的代谢不完全，所以生理性黄疸持续的时间更长且症状更重，可引起高胆红素血症，甚至是核黄疸。同时因为肝功能不全，肝脏贮存维生素K、维生素A、维生素D较少，肝糖原转变为血糖的功能低下，Ⅱ、Ⅶ、Ⅸ、Ⅹ凝血因子缺乏，易导致出血、低血糖、贫血及佝偻病。

5. 造血系统

早产儿血小板数略低于足月儿，血管脆弱、易出血，常因维生素E缺乏引起溶血。

6. 肾脏和肾上腺皮质

早产儿肾小球、肾小管发育不成熟，对尿素、氯、钾、磷的清除率比较低，尿浓缩能力也比较差。此外，胎龄越小者，肾小管重吸收葡萄糖阈值越低。同时，早产儿胰腺细胞发育不成熟，糖耐量差，易引起高血糖，尿糖阳性率高。除此之外，早产儿常有原因不明的肾上腺肥大和增生。由于肾上腺皮质功能低下，故早产儿应激反应不如正常足月儿。

四 早产儿代谢情况

1. 体温调节

由于早产儿体温中枢发育不成熟，体温调节功能差，所以通常不能稳定地维持正常体温，体温易随环境温度的高低而改变。极低出生体重儿对环境温度要求更高，通常环境温度需要保持在27～28℃（通常放置暖箱）才能维持其正常体温，否则易体温过低。然而，由于并因汗腺功能发育不完善，环境温度过高又易导致早产儿发热。

2. 糖代谢

早产儿糖耐量低，生后第1天耐受糖低于8g/（kg·d），出生后第7天才增至10~12g/（kg·d），远低于足月儿。当糖摄入过多，早产儿易发生高血糖，可出现尿糖，甚至引起呼吸暂停和大脑抑制。出生体重越低的小于胎龄儿，糖耐量越差。早产儿和小于胎龄儿如果没有并发症，随着出生日龄的增加，糖耐量在1周左右可明显提高。

除肝糖原贮量低外，早产儿和小于胎龄儿的糖原异生作用也差，容易发生低血糖。早产儿和小于胎龄儿出生2小时内应及时喂养或静脉补充葡萄糖，否则可产生有症状或无症状性低血糖，不及时治疗，会造成神经系统后遗症甚至死亡。

3. 蛋白质代谢

早产儿出生时，血清蛋白含量低，一般为30~45g/L（3~4.5g/dL），易引起核黄疸。若出生几周后低蛋白血症仍然存在，则提示蛋白质摄入不足。

研究发现，早产儿和小于胎龄儿出生后体内蛋白质代谢较足月新生儿更快，这提示早产儿和小于胎龄儿体内蛋白质代谢处于较高代谢水平。因此，为早产儿和小于胎龄儿及时补充营养的重要性不言而喻。

4. 钠代谢

早产儿生后3天内常出现血钠增高，血钠＞150mmol/L（150mEq/L）。出生后及时给早产儿补充适量的不含电解质的水分，可以避免高钠血症的发生。低钠血症常在早产儿出生3天后出现，通常与肾小管回吸收功能差有关，此时必须补充钠盐4~8mmol/（kg·d）。

5. 酸碱平衡

早产儿酸碱平衡调节能力差。约有2/3的早产儿出生后几天都呈代谢性酸中毒状态，1/3的早产儿呈呼吸性酸中毒或呼吸性碱中毒状态。

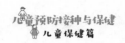
五 早产儿的发育风险

由于各器官发育不成熟，早产儿对外界环境适应能力差，易发生各种并发症。

1. 新生儿呼吸窘迫综合征

由于肺表面活性物质合成不足，早产儿易发生新生儿呼吸窘迫综合征，尤其多见于33周胎龄以下的婴儿。胎龄26~28周者发生率近50%，胎龄30~31周者为20%~30%。

2. 频发性呼吸暂停

约70%的早产儿可发生呼吸暂停，严重者每天呼吸暂停可多达40余次。呼吸暂停分为原发性和继发性，继发性呼吸暂停多由低体温、高体温、缺氧、酸中毒、低血糖、低血钙、高胆红素血症等导致。

3. 慢性肺损伤

由于早产儿气道及肺泡发育不成熟，常因气压、氧中毒以及动脉导管开放等造成慢性肺损伤，引发支气管肺发育不良综合征、早产儿慢性肺功能不全。

4. 支气管肺发育不良

早产儿支气管发育不良的表现为：①出生后1周内需使用间歇正压通气持续3天以上；②有慢性呼吸窘迫表现（气促、肺啰音等）持续28天以上；③为维持$PaO_2 > 6.67kPa$而需持续供氧28天以上；④胸片提示有异常情况出现。

5. 脑损伤

约7%的早产儿可发生脑室内出血或脑室周围白质软化，特别是体重<1500g的早产儿，脑损伤发生率可高达50%。

6. 硬肿症

早产儿体温调节功能差，而体表面积相对较大，皮肤薄，血管丰富，散热快等因素易致低体温而发生硬肿症。

7. 感 染

由于免疫功能不完善，来自母体的抗体不足，同时皮肤屏障功能弱，早产儿易发生感染性肺炎、败血症及坏死性小肠结肠炎等。

8. 低血糖

新生儿血糖<2.2mmol/L为低血糖。早产儿出生后由于肝脏糖原储存量少，不及时喂养很容易发生低血糖。临床表现为青紫、呼吸暂停、嗜睡、惊厥、尖叫、肌无力及眼球异常转动等。

9. 高胆红素血症

早产儿肝脏缺少葡萄糖醛酰转移酶，不能将游离胆红素转变为结合胆红素，因此容易发生高胆红素血症和胆红素脑病。同时高胆红素血症的发生也与早产儿低蛋白血症、缺氧、酸中毒、低血糖、感染等有关。

10. 晚期代谢性酸中毒

早产儿及低出生体重儿的肾功能发育不完善，如果饮食中蛋白质的质与量不达标，就很容易发生晚期代谢性酸中毒。此问题多见于以非配方奶喂养的早产儿。

11. 早产儿贫血

早产儿出生1~2个月内往往有贫血现象。早产儿贫血的原因主要包括以下两个方面。

一方面，早产儿体内的铁储存不足。早产儿出生1个月后血清铁量急剧下降，3个月时血清铁量可减至初出生时的百分比。出现贫血时，用硫酸亚铁2mg/（kg·d）或10%枸橼酸铁铵溶液，联合维生素E（10mg/d）、维生素C（25mg/d）进行治疗，效果较好。

另一方面，由于早产儿发育太快，但是造血功能比较差，未能赶上体重增加的速度。故有时虽早期给予铁剂，亦难免贫血。当有贫血症状且血红蛋白<120g/L，或虽无贫血症状但血红蛋白<70~80g/L，均应该进行输血治疗。

12. 早产儿视网膜病

早产儿生后10~14天内如果吸入了高浓度氧，使PaO_2>13.3kPa，视网膜血管就会发生扩张、弯曲、渗出以及出血，最后机化形成瘢痕，瘢痕组织收缩，推晶状体向前，前房变浅，角膜浑浊，造成视力损伤，严重时甚至会引起睫状体和视网膜脱离。

六 早产儿喂养常见问题

1. 初乳对早产儿的重要性

通常将新生儿出生后2~3天内母亲分泌的乳汁称为初乳。初乳中含有丰富的生长因子、抗炎细胞因子、抗感染物质、乳铁蛋白、低聚糖、可溶性CD14及抗氧化物质等，能为早产儿提供多方面的营养和保护。

（1）初乳可缩短实现全胃肠道营养时间

早期实现全胃肠道营养可以减少早产儿，尤其是极低出生体重儿对静脉营养的依赖，可以促进生长发育，降低相关并发症，减轻家庭经济负担。初乳中的酶类和生长因子可以促进肠道运动和有助于吸收功能的成熟。

（2）初乳可提高sIgA和乳铁蛋白水平

初乳可以促进早产儿保护性免疫因子的分泌，同时抑制促炎细胞因子的释放，发挥免疫保护的作用。sIgA和乳铁蛋白是机体必不可少的保护性免疫因子，可以增强机体免疫能力、降低感染风险。sIgA和乳铁蛋白通常以原型从尿液中排出，如果尿液中检测出以上2种物质，那就意味着sIgA和乳铁蛋白已经达到全身吸收的效果。

（3）初乳可降低早产儿感染风险

感染是导致新生儿死亡的主要原因，而早产儿，尤其是极低出生体重儿由于免疫系统尚未发育成熟，并发各种感染的概率发生率更高，初乳则可明显降低相关感染的发生率。相比抗生素，初乳更为安全、简单、经济，同时避免抗生素的滥用，降低早产儿耐药性的发生。

2. 什么是初乳口腔免疫法？

初乳口腔涂抹又称口腔免疫治疗法，是指使用注射器或无菌棉签将少量初乳滴/涂于新生儿口腔的过程。此法主要用于新生儿重症监护病房中早期不能经口进食的，极低或超低出生体重儿。

初乳口腔涂抹尚未形成统一的操作标准，但目前普遍认为对于早期不能经口进食的极低出生体重儿应在出生后尽早开展初乳口腔涂抹，每2～4小时涂抹1次，直到开始经口进食为止。每次涂抹的用量为0.2mL，每侧0.1mL，因为极低出生体重儿口腔较小，0.2mL足以覆盖口腔黏膜表面而又不会引起呛咳。但在给予的方式上，有使用无菌棉签进行涂抹的，也有使用1mL无菌注射器进行滴注的。无菌脱脂棉签，吸水性较好，但是极低出生体重儿吮吸乏力，初乳大多残留于棉签上，降低了初乳口腔涂抹的功效。同时，由于部分无菌棉签棉头与棉棒结合不牢靠，存在棉头脱落引起新生儿呛咳窒息的风险。因此使用1mL无菌注射器进行口腔内滴注的方法更为可取。

3. 什么是早产儿追赶生长？

追赶生长是指孩子生长发育偏离正常轨迹时，去除阻碍因素，使孩子生长发育回归正常轨道，这种生长加速的过程称为追赶生长。影响早产儿追赶生长的因素通常包括胎龄、出生体重、疾病程度、住院期间的营养和出院前的生长状况等。

4. 什么是早产儿矫正年龄？

为早产儿进行体格生长的评价时，应根据矫正年龄进行，即以胎龄40

周为起点计算矫正后的生理年龄。一般情况下，评价早产儿生长时应矫正年龄至2岁，小于28周早产儿可矫正至3岁。

5. 早产儿如何转奶？

早产儿出院后，经过专业医生评估，就可将早产儿配方奶转为足月儿配方奶。

转奶时一般用替换顿数的方法，即每增加一顿新配方奶粉（同时减少一顿老配方奶粉）需保持1~2天，观察孩子有无不良反应（如呕吐、腹泻、便秘等）。如果没有出现不良反应，就可以按此步骤继续增加新配方奶粉的使用。

6. 如何确定早产儿强化营养的时间？

强化营养是指出院后对早产儿采用强化人乳、早产儿配方奶粉或早产儿过渡配方奶粉喂养的方法，主要针对中危、高危的早产儿。强化营养的时间有个体差异。一般来说，中危、生长速率满意的早产儿需强化喂养至矫正月龄3个月左右；高危、并发症较多和有宫内外生长迟缓的早产儿则需强化的时间较长，可至矫正月龄6个月左右，个别早产儿甚至可至1岁。需要注意的是，营养风险程度相同的早产儿强化营养的时间也存在个体差异，要根据各项生长指标、由专业医生进行评估和判断。

7. 为什么早产儿母乳喂养需要加母乳强化剂（HMF）？

纯母乳喂养不能满足早产儿的营养需求，会造成生长速度缓慢。此外，母乳内钙磷含量较低，矿物质不足会增加早产儿出现发育不良和代谢性骨病的风险。因此，对于早产儿进行母乳喂养时需要添加HMF。

8. 母乳强化剂（HMF）如何添加？

早产儿可耐受60~80（或100）mL/（kg·d）的母乳喂养后即可添加母乳强化剂。添加母乳强化剂时，先将适量母乳倒入已消毒的容器中再将HMF按比例加入母乳中，轻轻摇匀后即可喂哺。

9. 早产儿如何引入半固体食物和固体食物?

早产儿和低出生体重儿引入半固体食物的时间一般为矫正月龄的4~6个月。过早引入半固体食物和固体食物会影响婴儿的摄入奶量,甚至导致消化不良;过晚引入会影响婴儿对营养素的吸收或造成进食技能发育欠佳。引入半固体食物和固体食物时应注意观察婴儿对各种食物的耐受程度,循序渐进地添加。

10. 什么是早期干预? 什么是早产儿早期干预?

早期干预是指一种有组织、有目的的医疗教育活动,主要用于发展偏离正常或即将偏离正常的5~6岁以前的孩子。通过早期干预,使孩子的体格、运动、智力、语言、行为表现有所提高,甚至赶上正常儿童的发育水平。

早产儿早期干预的首要目的是促进早产儿各个能区的发展并规避其发育风险。归根结底,早产儿早期干预是一种医疗教育手段,其主要过程是医疗教育专家对孩子的发育情况进行全面评估,然后再根据评估结果制订能区促进方案并实施,实现早产儿的追赶性成长。

知识加油站 » 早期干预不等同于各大早教机构、育婴机构提供的教育服务。早期干预在实现孩子生长发育水平大幅提升的同时关注孩子的其他方面,比如心理等。早期干预是一种医教结合的干预方法,对促进早产儿各能区的发展更加有针对性。

专家解读 什么是早期干预?

早期干预的核心是"早期"。"早期"包含两个层面:一是尽可能在低年龄段(0~2岁之前,在婴幼儿脑部发育最快、脑细胞代偿能力最强的时候)接受早期干预,以保证早期干预的效果;二是在孩子还没有出现任何异常的情况下进行早期干预。很对家长会有疑虑:"我的孩子尽管是早产,但是现在没有任何问题,为什么要进行早期干预？"其实，早期干预是一种预防性的医学手段，目的是把孩子的发育风险最小化。就像接种疫苗一样，主要是预防孩子未来可能发生的疾病。如果预防没有做好，等到孩子真的出现问题再来处理不仅耗时耗力，对家庭和社会也是不小的负担。所以，尽早进行早期干预是每一个早产宝宝和家长必须完成的功课。

11. 早期干预包含哪些内容呢？

（1）运动训练

早期干预的运动训练主要针对0～3岁肌张力异常、运动落后的早产儿。运动训练通常是根据早产儿的表现借助治疗器械，通过主动或被动的方式进行训练，改善早产儿局部或整体功能，提高身体素质的一种治疗方法。

（2）精细运动训练

精细运动训练主要针对0～3岁精细运动发育落后的早产儿，包括对于上肢肌张力异常、单纯手功能落后引起的上肢功能障碍进行的操作性训练。

（3）智力训练

智力训练主要针对6个月至3岁的早产儿，包括针对小儿智能发育延迟所进行的综合性训练（通常是注意力、认知、语言、手操作能力训练）。

（4）感统训练

感统训练主要针对0～12岁的早产儿。通过对视、听、嗅、味、触及本体感觉的刺激，促进儿童身体的和谐、有效运作，最终提高儿童交际及学习能力。

（5）吞咽训练

吞咽训练主要针对吞咽功能落后、吸吮困难、发音困难的早产儿。

12. 早产儿为什么要补充维生素？

由于母乳中脂溶性维生素和水溶性维生素，尤其是维生素A和维生素D的含量不足以满足早产儿追赶生长的需要。所以早产儿、低出生体重儿出生后应立即补充维生素D 800～1000U/d，3月龄后改为400U/d，直至2岁（该补充量包括食物、维生素D制剂中的维生素D含量）。国际上推荐早产儿维生素A摄入量为1332～3330 U/（kg·d），可按下限补充。

13. 早产儿如何补充矿物质？

早产儿出生后2～4周需开始补充铁元素2mg/（kg·d），直至矫正年龄1岁，钙摄入量为70～120mg/（kg·d），磷摄入量为35～75mg/（kg·d）。所有矿物质推荐量均包括配方奶、母乳强化剂、食物和铁钙磷制剂中的含量。

14. 早产儿如何补充长链多不饱和脂肪酸（LC-PUFA）？

长链多不饱和脂肪酸（LC-PUFA）对早产儿的神经系统发育具有重要作用，尤其是二十二碳六烯酸（DHA）和花生四烯酸（ARA），两者应在早产儿喂养时就进行补充。母乳喂养是获得二十六长链多不饱和脂肪酸的最佳途径。虽然说早产母乳中DHA的含量高于足月母乳，但受母亲膳食影响较大。目前对早产儿推荐的DHA摄入量是55～60mg/（kg·d），ARA推荐的摄入量为35～45mg/（kg·d），直至胎龄40周。

15. 哪些早产儿出院后仍需强化营养？

有以下情况的早产儿出院后仍需强化营养：①极（超）低出生体重儿；②早产儿有宫内外生长发育迟缓表现；③早产儿出生后病情危重、并发症多；④早产儿出生体重<2kg且住院期间纯母乳喂养；⑤早产儿完全肠外营养时间>4周；⑥早产儿出院前体重增长不满意（体重增长<15g/d）。

16. 早产儿出院后营养管理需要达到哪些要求？

早产儿出院后营养管理应达到以下要求。

（1）体重增长

体重增长要求见表9-2。

表9-2　早产儿出院后体重增长要求

矫正月龄	增幅（g/d）
<3个月	20～30
3～6个月	15
6～9个月	10

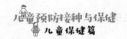

（2）身高增长

早产儿出院后身高增长要求见表9-3。

表9-3　早产儿出院后身高增长要求

矫正月龄	每周增幅（cm）
＜3个月	0.7 ~ 1
3 ~ 12个月	0.4 ~ 0.6

（3）头围增长

早产儿出院后头围增长要求见表9-4。

表9-4　早产儿出院后头围增长要求

矫正月龄	每周增幅（cm）
＜3个月	＞0.5
3 ~ 6个月	＞0.25

17. 早产儿出院后随访的内容

早产儿出院后随访内容通常包括：①全身检查，包括体格生长监测与评价、神经心理行为发育监测与评估；②特殊检查，即视网膜病筛查、眼病筛查、视力检查、听力筛查；③其他必要的辅助检查，包括喂养情况、护理、疾病预防及早期发展促进指导等。

18. 低危早产儿出院后随访的频率

低危早产儿出院后至矫正6月龄内，每1 ~ 2个月随访1次；矫正7 ~ 12月龄内，需每2 ~ 3个月随访1次；最后矫正12月龄后至少每半年随访1次。

19. 高危早产儿出院后随访的频率

高危早产儿出院后至矫正1月龄内需每2周随访1次；矫正1 ~ 6月龄需每1个月随访1次；矫正7 ~ 12月龄需每2个月随访1次；矫正13 ~ 24月龄需每3个月随访1次；矫正24月龄后需每半年随访1次。矫正12月龄后，连续2次生长发育评估结果正常，即可转为低危早产儿管理。

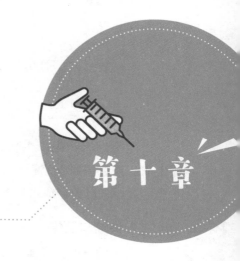

婴儿期保健

第十章

　　婴儿期的宝宝生长发育最为迅速，宝宝们对能量和各种营养素的需求相对较多，但是宝宝们的消化系统尚不成熟，所以婴儿期特别要注意喂养的合理性，否则宝宝容易出现消化功能紊乱、营养不良等疾病。特别是母乳中的免疫物质在6个月后逐渐减少，宝宝们患上其他感染性疾病的风险也大大增加。

一 合理喂养

　　对出生后6个月内的宝宝，我们提倡纯母乳喂养，6个月以上的宝宝就要适时引入辅食，为断奶做准备。宝宝断奶时容易烦躁不安、易怒、失眠和啼哭，这个时候家长应该多多注意宝宝的精神状况和营养状况，多陪伴宝宝。

　　添加辅食应该按照一定的顺序，遵守一定的原则。引入辅食的时候，家长们也要注意观察宝宝的胃口、大小便的情况，及时判断引入的辅食是否恰当，宝宝的胃肠能否耐受。引入辅食的过程中，还应该特别注意避免食物过敏情况的发生。

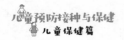

二 日常护理

1. 衣物选择

宝宝的衣物应该柔软、宽松、款式简单，尽量不要给宝宝穿有领的上衣。注意按照季节和气温及时给宝宝增减衣物。冬季宝宝也不宜穿得过多、过厚，以免造成捂热综合征的发生，影响宝宝发育。

2. 清洁与卫生

宝宝的衣物应该勤换洗、勤晾晒，同时选用柔软性好、透气佳的尿布。每日洗浴后可给宝宝进行身体抚触，培养宝宝和父母的感情，也能促进宝宝神经系统的发育。宝宝沐浴后，家长应该特别注意将宝宝皮肤褶皱处的水轻轻擦干。

3. 口腔护理

宝宝在4~10个月的时候会萌出乳牙。乳牙萌出时，宝宝可能出现一些不舒服的表现，如喜欢咬手指、咬东西、拒食等。这个时候家长们可以给宝宝们准备一些磨牙棒或者稍微硬一点的饼干帮助乳牙萌出。乳牙萌出后，家长们要及时给宝宝清洁乳牙和牙龈，清洁时不宜过度用力，以防损伤宝宝的口腔。

4. 睡 眠

睡眠在很大程度上影响宝宝的健康。如果睡眠不佳，宝宝可能会烦躁易怒、不安、啼哭等，长时间睡眠不足还会造成宝宝食欲下降、营养不良，危害宝宝身体健康。家长们应该帮助宝宝形成良好的睡眠习惯，在白天多和孩子玩耍，保证孩子在白天保持清醒，晚上的时候宝宝能很好地入睡。给宝宝纠正不良的睡眠习惯应该循序渐进，刚开始时如果宝宝依旧喜欢在白天睡觉，家长也不应该强行不让宝宝睡觉。宝宝越小，睡的时间就越长。随着月龄的增加，睡眠节律开始慢慢形成。1岁以内宝宝的睡眠特点见表10-1。

表 10-1　1 岁以内宝宝的睡眠特点

月龄	睡眠特点	每日睡眠时间（小时）
新生宝宝	刚离开妈妈肚子时宝宝还未形成睡眠昼夜节律，每天除了吃奶与排泄之外，其余的时间均处在睡眠状态	16 ～ 18
1 ～ 3 个月	此时的宝宝逐渐熟悉了这个新奇世界，睡眠与外周环境越来越同步，白天清醒的时间延长，睡眠更多集中于夜晚	14 ～ 16
4 ～ 6 个月	一旦宝宝夜醒，大部分需要 30 分钟以上的时间才能重新入睡。宝宝夜间醒来后不要急于应答，观察 3 ～ 5 分钟，尽量让其自行入睡，确定宝宝有需求时再行处理	13 ～ 14
7 ～ 12 个月	随着年龄的增长，宝宝夜醒的次数逐渐减少。父母应开始减少宝宝夜晚喂奶的次数以培养宝宝夜晚连续睡眠的能力。宝宝到 1 岁时，基本上可以建立较稳定的睡眠模式，即长时间的夜间睡眠和白天 2 次短暂小睡的模式	12 ～ 13

5. 户外活动

家长们每天可带宝宝进行 1 ～ 2 小时的户外活动，呼吸新鲜空气、晒太阳可以促进钙的吸收，避免维生素 D 缺乏性佝偻病的发生。

三　早期教育

1. 大小便的训练

随着神经系统逐渐成熟，宝宝也能逐渐控制排便。宝宝每日大便的次数会随着年龄的增长而逐渐减少，至每日 1 ～ 2 次时就可以开始帮助宝宝养成定时排便的好习惯。

2. 语言和视听能力的训练

宝宝出生后，家长应该多和宝宝说话，可以对着宝宝唱歌，也可以给宝宝放音调柔和、悦耳的钢琴曲。对于 3 个月内的宝宝，家长可以用颜色鲜艳、能发出声音的玩具，比如拨浪鼓吸引宝宝的注意。3~6个月时，家长可以把玩具给宝宝拿到手里摸一摸和摇一摇。一般来说，父母可以培养5~6个月的婴儿对简单的语言做出动作反应的能力，比如让宝宝用眼睛寻找发出声音的物体，也可以和宝宝玩"躲猫猫"的游戏。到了9个月就可以逐渐培养宝宝们发音的能力了，教宝宝说一些比较简单的音节，如"爸爸""妈妈"等。

四 防止事故

婴儿期常见的事故有异物吸入、跌伤、烫伤、窒息等。家长们应特别注意防范事故的发生，还应学会事故发生后的应急处理办法。如孩子吸入异物后，立即用合理方法对宝宝施行急救，之后再紧急送往医院救治。

五 预防疾病

婴儿期的宝宝们的免疫系统发育尚未成熟，较易感染疾病，这个时候为了保证宝宝能健康地成长，需要做到以下几点：

1. 按时进行预防接种

按照国家免疫接种计划，定时带宝宝到社区卫生服务中心进行预防接种，预防传染病。

2. 预防常见病

营养不良、维生素D缺乏性佝偻病、腹泻、蛋白质过敏、尿布性皮炎、发育迟缓等都是婴儿期常见疾病。家长应注意观察，一旦发现异常，及时就医。

3. 定期体检

家长们应该带宝宝定期到医院进行体格检查和评价。检查的频率为：6个月以内婴儿每月1次，7~12个月的婴儿每2~3个月体检1次，早产儿或体弱儿、高危儿应适当增加体检的次数。

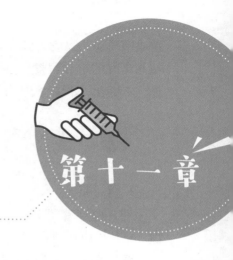

幼儿期保健

自1周岁起到3周岁称为幼儿期，幼儿生长发育速度较婴儿期稍缓慢，但神经系统和心理发育迅速，能主动观察、认知，可以进行社交活动，乐于模仿，好奇心重。特别是由于幼儿能独立行走，活动范围增大导致危险事故发生的概率也有所增加。与此同时，幼儿期宝宝免疫功能仍不健全，故发病率仍较高。

合理喂养

母乳喂养可持续至2周岁（24月龄）左右，不能母乳喂养或母乳不足时，需要以配方奶作为母乳的补充。婴儿6个月开始即可添加辅食，断乳后幼儿的膳食既要能够提供足够的能量和优质蛋白，还要富含各种营养元素，以满足幼儿的体格生长、神经系统发育需求。

幼儿饮食以每日3次主餐，2~3次加餐为好。乳类供能应大于总能量的1/3（约30kcal/kg）。上、下午两次主餐间可安排奶类、水果和其他稀软面食为主的加餐，但睡前应忌甜食以预防龋齿。由于幼儿乳牙还未出齐，咀嚼能力差，家长应给幼儿安排细、软、烂、易消化的食物，避免生、冷、硬、油炸食物。幼儿18个月左右可能出现生理性厌食，表现出对食物缺乏兴趣和偏食，家长可为幼儿提供色香味俱全的食物，常更新菜色或遵医嘱给幼儿口服葡萄糖酸锌以增进食欲。幼儿厌食时家长不要强迫幼儿进食或惩罚幼儿，应当保持愉快、轻松的就餐环境。同时家长也要注意培养幼儿良好的进食习惯，逐渐锻炼幼儿自己使用勺子或筷子进食、不吃零食、不挑食、不偏食、吃饭时不讲话、不吃独食等。

 二 日常护理

1.衣 着

幼儿应穿着便于识别、易穿脱、宽松、柔软、棉质、款式简单的衣物。家长们应在幼儿3岁左右开始锻炼宝宝自己穿脱衣服、自己整理小床、自己系鞋带等自理活动。家长应注意根据季节和气候为幼儿增减衣物。

2.睡 眠

幼儿的睡眠时间随年龄的增长而减少。白天可给幼儿小睡1～2次，培养幼儿午睡的习惯，为适应幼儿园生活做准备。睡前可用低沉的声音讲故事帮助其入眠。

3.预防龋齿

2～3岁左右，父母们可开始指导幼儿自己刷牙，早晚各1次，饭后漱口。教导幼儿少吃糖果、甜点，注意爱护牙齿。部分家长在孩子哭闹时喜欢用糖果来安抚孩子，这个方法虽然有效，但需要注意幼儿每天吃糖的量，如果幼儿特别喜欢吃糖，建议家长和孩子约法三章，约定可以吃糖的时间和情况，控制幼儿糖的摄入量。家长还应定期带幼儿进行口腔检查。

 三 早期教育

1.语言的发育

2～3岁是幼儿语言发展的关键时期，家长应为幼儿提供良好的语言刺激环境，多与幼儿进行语言交流，鼓励其多说话。家长可选择通过游戏、讲故事、唱歌、听歌等活动促进幼儿的语言发育。

2. 动作的发展

玩玩具可以促进幼儿动作的发展，家长应该根据幼儿的年龄和喜好，为幼儿选择能促进小肌肉动作协调发育、精细动作发育的玩具，但要注意不可为幼儿选择体积过小的玩具（如小铃铛、玻璃球、豆子、花生等），以免幼儿误食。球类、积木等玩具以及骑摇摇马、滑滑梯等项目可以训练幼儿走、跳、投掷、攀登等肌肉活动，适合1～2岁的幼儿，而2岁以后的幼儿开始模仿成人的活动，家长可以为2～3岁的幼儿选择积木、拼装玩具和小自行车等。这些玩具可以帮助培养孩子的专注力、想象力、逻辑思维等能力。成人可从旁引导或协助幼儿玩耍，发展其动作协调性的同时也可促进其语言发育，还可加深其与父母的感情。

3. 认知和情绪发展

1岁以后的幼儿认知能力提高，情绪由简单慢慢变复杂，情绪反应更有情境针对性。2～3岁的幼儿开始出现自我意识，由于他们词汇量还不丰富，语言表达能力较弱，每当独立行动的愿望受到限制时，幼儿往往用发脾气来表达自己的不满，这就是幼儿处于"第一反抗（违拗）期"的表现。此时期，家长要注意培养幼儿良好的行为习惯和坚强的意志品格。

4. 大小便训练

1～2岁的幼儿逐渐能够控制肛门和尿道括约肌，1～2岁的宝宝可开始大小便的训练，大多数2～3岁的幼儿已能控制膀胱排尿。在训练过程中，家长应给幼儿穿着易脱、宽松、款式简单的裤子。部分家长会给孩子穿开裆裤，虽然穿开裆裤让幼儿在上厕所时免去了脱裤子这道程序，但是穿开裆裤时幼儿裆部受伤和受细菌侵袭的概率大大增加，特别是女宝宝的尿道口短、尿道直，更易受细菌侵袭。如果因为大小便训练效果不佳而常常弄脏裤子，家长可选择在家时给孩子穿开裆裤，但外出时要避免给孩子穿开裆裤。大小便训练是一个生理、心理发育循序渐进的过程，大便训练通常较小便训练先完成。家长在训练效果不好时，不要急于表示失望或责备幼儿，而应当多鼓励幼儿。

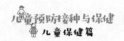

5. 养成良好的卫生习惯

家长要教会孩子养成饭前便后洗手的好习惯。为保持身体健康，幼儿应养成勤洗澡、勤换衣物、不啃手指甲、不吮手指、不随地大小便、不乱扔垃圾的好习惯。家长要以身作则，给孩子树立一个好榜样。

6. 品德教育

家长应教导幼儿使用礼貌用语，在幼儿园要尊敬师长、爱护同学、慷慨分享、互相帮助。此时期的幼儿好奇心重、模仿力极强，家长要以身作则，给幼儿树立一个学习的好榜样。有多个孩子的家长要平等对待每个孩子，以免引起孩子心理不平衡或让其缺乏自信心。

四 预防疾病和事故

幼儿园、社区或村委会根据各种传染病的高发季节，宣传该季节预防相应传染性疾病的知识，家长要注意学习相关知识，做好家庭预防的工作。家长应按照国家免疫接种规划带幼儿完成计划免疫，还可根据家庭经济状况和保健需求进行非免疫规划疫苗的接种。除此之外，家长还应每6个月为幼儿做1次健康检查，监测生长发育情况，预防营养不良、单纯性肥胖、缺铁性贫血、龋病、视力发育异常、泌尿系感染、寄生虫感染等疾病。

此期幼儿好奇心较重且自我意识增强，常喜欢独自探索。家长不宜让幼儿独自外出或将其单独留在家中，尤其注意避免意外事故，如异物吸入、烫伤、车祸、溺水、跌伤、中毒、电击伤等的发生。

五 养成良好的饮食习惯

1. 定时、定量用餐是良好饮食习惯的基本要求

幼儿进食后，食物在胃内消化的时间为3～4小时。因此，孩子两餐的

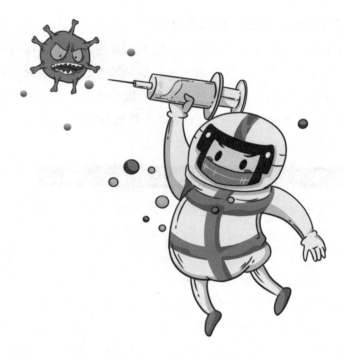

相隔时间一般以4小时左右为宜。孩子3岁以后就可以按成人的饮食标准来进食了。家长应该注意，进食前后不要让幼儿做剧烈活动，进食时不要逗引孩子大笑或哭闹，更不宜让孩子边吃边玩。要保持轻松且愉悦的就餐氛围。如果孩子不专心吃饭，家长应控制情绪，循循善诱，不要训斥、恐吓或打骂孩子。

2. 让孩子养成专心进餐的好习惯

孩子最好在固定的地方用餐，就餐时不玩玩具，不看电视，不玩手机。用餐前应清理干扰孩子专心吃饭的玩具、图书等，关上电视机并告诉孩子："要吃饭了"，带孩子洗手、戴围嘴，做好就餐的准备。做好就餐准备可以帮助孩子形成条件反射，引起孩子体内神经调节、胃肠道蠕动、消化液分泌，有助于食物的消化和吸收。就餐时让孩子认真咀嚼、不拖沓，养成专心、安静吃饭的好习惯。

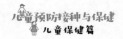

3. 纠正孩子厌食、挑食、偏食的坏习惯

孩子饮食上的不良行为主要包括对吃饭不感兴趣，每餐吃得很少，只挑自己喜欢吃的来吃，拒绝吃新食物。这些都与孩子的心理状况及父母的态度有着密切联系。家长要耐心了解孩子的心理，坚持正面引导并在食物烹调上多下功夫，让食物可口诱人，减少孩子挑食的借口。

专家解读　面对不良进食行为，家长应该怎么做？

儿童保健科医生每天都会遇到很多进食行为出现问题的孩子：厌奶、厌食、不愿意自己吃饭而要大人喂、挑食……这些进食问题是如何形成的？家长们又要怎样预防呢？

1. 什么是不良进食行为？

"不良进食行为"是指可能会导致孩子近期及远期生长发育不良、健康受损、进食能力发育不足的行为，包括被动进食、厌食、挑食、不会咀嚼、吞咽时易呕吐、不会吞咽粗化食物、边吃边玩、进餐时间过长、饮食无规律以及到了应该进食的年龄还依赖成人喂食，等等。而事实上，这些不良饮食行为都是由家长"塑造"的。

2. 家长哪些行为可能养成孩子的不良饮食行为？

以下行为都会造成孩子的不良饮食行为：①有一种"饿"叫"大人觉得饿"，大人觉得应该吃了就让孩子吃，而没有注意观察孩子是不是真的饿了；②孩子醒了不吃，那就在孩子快睡着的时候喂，让孩子吃"迷糊奶"；③用玩具、电视等哄着孩子吃；④强迫孩子吃或者以吃饭作为条件换取奖励；⑤吃饭的时候责骂孩子；⑥担心孩子自己吃饭弄脏衣服、桌子，不让孩子自己动手；⑦自行给孩子服用开胃健脾药物；⑧长期给孩子吃过于精细的食物。

3. 孩子为什么会出现厌食、挑食、被动进食？

强迫进食、喂"迷糊奶"的家长最容易培育出被动进食、厌食、挑食的孩子。如果强迫进食，孩子会因为吸吮反射和吞咽反射而吃掉一部分食物，这一现象会被家长误判为"宝宝饿了，强迫喂还是愿意吃的"。这种误判信息会让家长不断重复这种行为，孩子则会因为无法拒绝而"被迫进食"，逐渐养成被动进食的习惯。

被动进食习惯不仅让孩子失去了学习自己进食的机会，也抹杀了孩子对其他事物的主动性，比如学习，甚至会让宝宝失去创造力。长期如此则会让孩子讨厌奶具、食物、进食场景甚至喂食者，最终难以摆脱厌食、挑食的结果。

4. 怎样防止孩子出现不良进食行为？

有了不良喂养行为的"因"才会有不良进食行为的"果"。只有对"因"治疗才能从根本上解决进食行为的"果"。不良进食行为不是一朝一夕就形成的，要改变这种行为肯定也不容易。

首先，家长要正确评估孩子的进食能力。每个孩子的食量是有差异的，需要结合孩子的出生情况、出生体重、有无疾病、消化能力、喂养习惯等来判断和评估，并根据情况灵活调整。有时孩子可能需要少量多餐，但是并不建议对孩子长期采用少量多餐的喂养策略。长期少量多餐喂养孩子会使胃得不到充分的休息，导致消化疲劳而出现食欲减退的现象。

其次，家长制订好进食的规则并执行。家长是孩子行为的引导者，而不是追随者，如果家长不能扮演好引导者的角色，育儿的过程就会既艰辛又无成效。比如孩子要吃零食，如果得不到满足就哭闹或发脾气，这个时候家长要坚守原则，不能给予零食，要让孩子知道不能用哭闹的方式达到影响健康的目的，经过几次冲突之后，孩子就会调整自己的行为来适应规则。

最后，培养孩子主动进食。吃饭是因为自己需要吃而吃，不是因为有人喂而吃，要培养孩子养成自己的事情自己做的好习惯。缺乏主动性的孩子很难为自己的需求去努力争取。

六 养成良好的行为习惯

越来越多的家长重视孩子的早期教育，而良好的行为习惯也是孩子早期教育最为重要的组成部分。养成良好的生活习惯是培养良好学习习惯的基础。那么，家长应当及早培养孩子哪些良好生活习惯呢？又应当如何培养孩子养成良好的生活习惯呢？

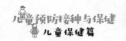
1. 使用文明语言——从礼貌用语做起

从孩子牙牙学语阶段，家长就应该注意教导孩子学会礼貌用语。比如正确地称呼大人，使用"谢谢、请、对不起"等礼貌用语。除此之外，如果孩子说话虽然不带脏字，但态度、语气不好，说话很急躁也是不好的习惯。因此，家长在教养的过程中要培养让孩子与人和气交谈，礼貌表达。

2. 集体意识——与他人和谐相处的行为习惯

孩子在1岁之后，就逐渐有"友情"的需求。但是，如何与小伙伴相处也是孩子们需要学习的一门学问。

家长应该有意识地在早期教育中指导孩子如何与小伙伴交往。在孩子0~3岁期间，家长要经常带孩子走出家门，鼓励孩子接触外部世界；同时，家长也应该注意引导孩子与周围的小伙伴友好相处，要培养孩子的集体荣誉感，鼓励孩子帮助别人。对成人而言，有时孩子的"帮忙"可能有些可笑，此时家长切忌打击孩子的热情和积极性，而应当正向引导孩子，鼓励孩子。家长应支持孩子把自己的玩具、图书等借给小伙伴，这样才能培养孩子的同理心，让孩子在潜移默化中产生集体意识，养成遇事注意考虑他人感受的好习惯。

3. 劳动习惯——让孩子学会从自己穿衣做起

劳动习惯是一项在幼儿时期就应该培养的良好行为习惯。父母和家人不应过度溺爱让孩子养成"衣来伸手，饭来张口"的恶习，这样不仅不能锻炼孩子的动手能力，对孩子将来的生活也没有丝毫的益处。要培养孩子的劳动习惯，可以引导孩子从自己穿衣做起。

4. 睡眠习惯——让孩子规律作息

幼儿时期，孩子的神经系统发育不健全，既容易兴奋，也容易疲劳。因此，保证孩子睡眠充足对孩子的生长发育至关重要。这也就要求家长培养孩子按时睡觉的好习惯。

临睡前，应该让孩子保持平静的心情，注意不要给孩子讲让人兴奋或

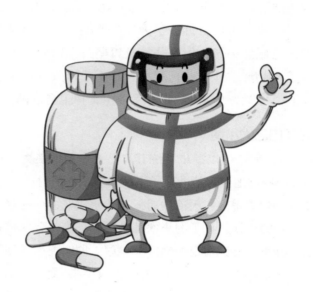

恐惧的故事，也不要让孩子玩得过于兴奋或疲劳。睡前让孩子排净小便，换好睡衣，盖上轻软的被子，自觉入睡。

科学制订作息时间并引导孩子遵守时间表。作息规律有利于孩子形成自己的生物钟，使孩子健康成长。

七 养成良好的卫生习惯

1. 爱护牙齿

孩子1岁左右，家长就应教孩子早晚用温开水漱口；孩子3岁左右，家长要引导孩子养成早晚刷牙、饭后漱口的习惯。正确的刷牙方法是竖刷法，并且每个牙面都要刷到。不要长时期固定使用一种牙膏，以避免口腔中的细菌对一种牙膏产生"抵抗力"。

2. 勤洗手

这是有效预防肠道传染病、寄生虫病的好办法。2岁左右孩子手的动作就比较灵活了，家长可以告诉孩子为什么要勤洗手，孩子通常很容易明白这些道理，也愿意去做，但是往往难以坚持。因此，家长必须做出表率，带领孩子一起洗手，提前把肥皂、擦手毛巾放在孩子容易拿到的地方，教会孩子"七步洗手法"，做好手卫生，捍卫自己的健康。

3. 训练孩子自己大小便

孩子1岁以后，家长可以逐步训练其自己大小便的能力。让孩子有一个比较固定的大小便的地方，帮助孩子逐渐建立条件反射。

影响小便的因素有很多，天冷的时候、饮水喝汤多的时候、情绪紧张的时候、生病体弱的时候，孩子的小便都会增多。家长要掌握孩子排泄的规律，提醒孩子有小便要到指定的地方去排尿。同时要引导孩子养成睡觉前、吃饭前、洗澡前以及起床后、外出前、回家后排尿的好习惯。

当孩子排便时，不要打扰他，让他集中精力，排便时不要玩玩具，不吃东西，不说话，排便时间不宜超过5~6分钟。刚开始训练时，如果孩子弄脏了衣裤，家长一定不要训斥孩子，要耐心地给予孩子帮助，让孩子逐渐学会自己排便，养成良好的排便习惯。

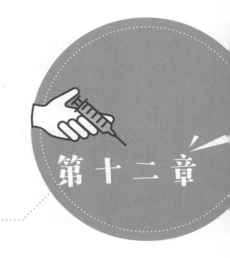

学龄前期保健

第十二章

学龄前期儿童是指3～6（7）岁的儿童，此期儿童神经系统发育迅速，同时也是性格形成的关键时期。虽然此期免疫系统发育较快，免疫力增强，体格生长速度也较平稳，但孩子仍容易患各种疾病，家长不能掉以轻心。学龄前期的儿童具有较强的可塑性，所以在此期，家长应特别注意加强早期教育，以促进孩子性格养成。

一 保证充足营养

学龄前儿童饮食结构接近成人，食物要粗、细、荤、素搭配，清淡少盐，保证能量和蛋白质的摄入。与此同时，家长还要注意培养儿童良好的饮食习惯和进餐礼仪，少吃不健康的零食和饮料。

二 学前教育

学龄前期是进行学前教育的最佳时期。为了帮助孩子尽快适应集体生活，家长和学前班老师要对孩子进行学前教育，做好入学前准备。学前准备的内容包括：①提高孩子的学习热情和学习能力，培养孩子尊师重教的品格；②培养孩子良好的学习习惯；③准备学习用具；④教孩子如何和其他小朋友相处；⑤锻炼孩子的自理能力，包括鼓励孩子自己用餐、洗脸、

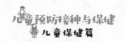

刷牙、穿衣、如厕等。

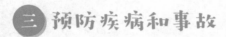

三 预防疾病和事故

为了预防疾病，减少事故发生，家长要做到：①增强孩子体质，包括经常带孩子锻炼身体，每天的饮食要有充足的营养；②在人员密集的地方，如幼儿园、小学、少年宫等机构，家长应特别为孩子做好防护，预防传染性疾病，如水痘、细菌性痢疾、支原体肺炎等；③让孩子养成良好的卫生习惯，包括勤洗手、勤剪指甲、不啃指甲、不吮手指等；④家长还要注意防止孩子遭受意外伤害，包括外伤、溺水、误食、触电、交通事故等；⑤家长应持续监测孩子生长发育情况，每年进行1～2次体格检查。

四 心理健康

1. 心理素质的培养

在日常生活中，培养孩子关心他人、团结协作、谦逊礼貌、尊老爱幼等品质。同时也要培养孩子多方面的兴趣和思维能力，激发孩子的想象力，陶冶情操，比如多带孩子到博物馆、图书馆、艺术展、手工艺馆等地。

2. 社会交往能力的培养

社会交往是个体心理健康发展的必要条件。家长要教给儿童符合儿童年龄和心理的交往方式和基本的社交规则，鼓励儿童多交朋友，多和其他小朋友交流玩耍，学会正确表达自己的意见，和平解决矛盾和问题。

3. 常见的心理行为问题

学龄前儿童常见的心理行为问题主要有吮手指、咬指甲、遗尿、攻击性或破坏性行为等。家长应注意观察孩子的表现，如果有异常的情况要针对原因采取有效措施。

五 视力、听力、口腔保健

家长应培养孩子良好的用眼、用耳习惯，每年进行1次全面的视力筛查、眼保健和听力检测。培养孩子早晚刷牙和饭后漱口的习惯对孩子的口腔保健至关重要，此外应每年或每半年进行1次口腔检查，尽早发现龋齿并及时治疗。

专家解读 孩子可以看电视吗？

电视屏幕色彩光线变化多，电视节目内容丰富，孩子们喜欢甚至着迷电视节目是可以理解的。那么，看电视到底有什么坏处？需要怎样做才能让电视对孩子有好处呢？

（1）看电视有什么坏处？

①彩电释放出的射线对近距离观看的人可能是有害的。电视机电子束轰击荧光屏时会产生出大量的静电荷，这些静电荷与空气中大量的微生物和各种物质相互吸引形成污染物。②婴幼儿各个方面发育非常快，长时间看电视不利于孩子认知发育、大动作发育、精细动作发育、社会交往能力的形成。每天的时间是有限的，看电视的时间长了，家长与孩子交流互动时间就减少。很多语言发育落后的孩子有一个共同的特点：特别爱看电视。追根究底，造成孩子语言发育迟缓的原因并非孩子特别爱看电视，而是爸爸妈妈陪孩子的时间太有限。③看电视不利于孩子视力发育。婴幼儿视力发育不完善，从小就存在不同程度的远视、散光，随着年龄增加，宝宝远视、散光程度都会逐渐减轻，不利的光线刺激会阻碍婴幼儿视力正常发育。

（2）怎样看电视才能减少对孩子的伤害呢？

为了减少电视对孩子的负面影响，家长应当注意以下几个方面：①让孩子在距离电视屏幕1.5～2m以外看电视。②关于每天看电视的具体时长，不同年龄的孩子有不同的限制。1岁以内的孩子尽量不看电视；1～2岁的孩子看电视的时间控制在20～30分钟以内；3岁以上孩子看电视的时间控制在1小时以内。③不要

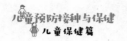

让孩子单独看电视，爸爸妈妈陪着孩子一起看，同时与孩子对电视画面和内容进行讨论，一方面通过电视内容增长孩子的知识，另一方面避免让孩子持续注视电视屏幕时间太长。④对电视内容有选择性，不要让孩子看大人的电视节目。⑤孩子睡觉前不宜看电视。睡前看电视容易造成孩子大脑过度兴奋，影响睡眠。

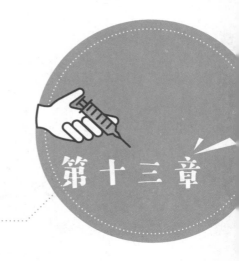

学龄期儿童保健

第十三章

学龄期儿童是指从6~7岁至青春期前的儿童。此期儿童认知理解能力发展非常迅速，求知欲强，是接受教育的重要时期。同时，此期也是儿童心理发展的一大转折点。此期儿童免疫系统迅速发育，机体抵抗力增强，患病率有所下降，体格发育稳定增长。

一 养成良好的学习习惯

1. 正确的坐、立、行姿势

学龄期是骨骼生长发育的重要阶段，儿童骨骼的可塑性很大，如果儿童经常保持某些不良姿势，如听课、看书、写字时弯腰、歪头、扭身，站立和行走时歪肩、驼背等，可影响胸廓的正常发育，造成骨骼畸形。①听课、写字、阅读时，双手放于桌面，腰背挺直，前胸与桌沿保持一拳的距离，眼与书本不要过近，双腿自然下垂，两小腿与地面垂直或稍向前伸，脚平放在地上，不跷二郎腿；②走路、站立时，挺胸收腹，两臂自然下垂，双足足尖向前。

2. 预防近视

学龄儿童应特别注意保护视力，家长和老师监督儿童写字、读书时书

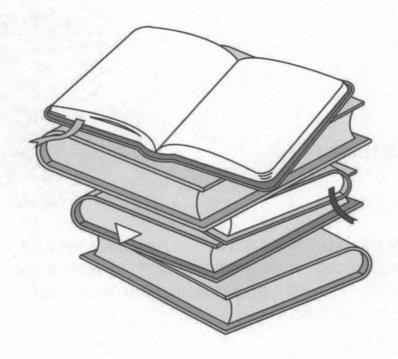

本和眼睛应保持1尺左右的距离。学习、看书的时候光线充足。同时，读书、写字的时间也不宜太长，半小时左右就应该抬起头，活动肩颈，可远眺以缓解眼疲劳，课间可到户外适当活动。坚持每天都做眼保健操。发生近视要及时到医院进行检查和矫治。

二 均衡营养

　　学龄期孩子的膳食要营养均衡，每日摄入的优质蛋白质应占总蛋白质的一半，为即将到来的第二个生长高峰期做准备。此外，加强营养也有益于儿童学习时专注力提升，达到最佳学习状态。儿童要多吃富含钙质的食物，如牛乳、豆制品等。家长可让儿童参与制订菜谱，以增加其食欲。家长还应及时纠正孩子挑食、偏食、爱吃零食、暴饮暴食等不良习惯。

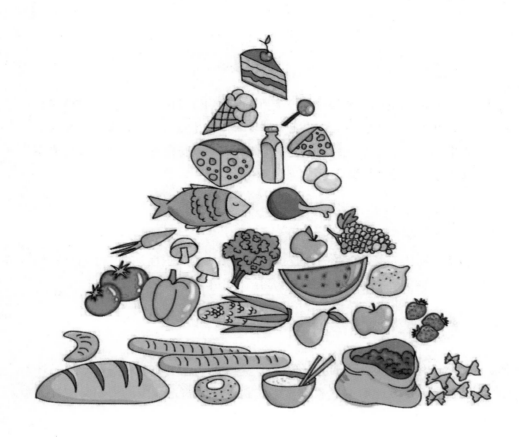

三 锻炼身体

学龄期儿童应每天进行户外活动和身体锻炼。跑步、球类活动、游泳等均能促进儿童体力、耐力的发展，同时能使骨骼发育达到最佳状态。课间参加户外活动还可舒展躯体并缓解眼疲劳。锻炼应循序渐进，切不可操之过急。同时，还要保证学龄儿童拥有充足的睡眠时间。良好的睡眠可以让孩子学习时精力充沛，促进身体健康。

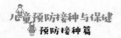
四 体格检查

学龄期儿童应在家长或学校老师的带领下，每年最少进行1次体格检查。做好生长发育监测工作才能及时发现体格生长方面的异常并及早采取干预措施。学龄儿童应该每年进行1次眼睛、口腔检查，及时发现屈光不正和龋齿等问题，并尽早干预。

五 性知识教育

学龄期孩子需要接受的性教育知识包括正确认识性发育，了解如何保护自己，学习有关性病、艾滋病等危险因素的科普知识。

六 预防事故

家长和学校应注意带领孩子学习交通安全规则和事故防范知识，让孩子学会灾难发生时的紧急应对措施和自救措施，减少意外伤害事件的发生。

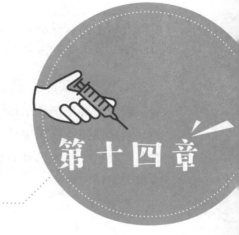

第十四章

其他常见儿童保健问题

 如何给孩子补充营养？

1. 是否应该给孩子额外补充营养？

无论孩子在哪个年龄段，为孩子提供充足的营养始终是家长最关心的问题。"要补钙吗？""要补锌吗？""要补铁吗？""要补DHA吗？""孩子需要补点什么可以更健康？"……其实，人体所有的营养元素都应该来源于摄入的食物。现代营养科学强调饮食均衡、食物种类多样化的目的就是让孩子能够从饮食中摄入生长发育需要的各类营养元素。然而，当均衡饮食的条件下仍不能满足身体所需时，选用"营养补充剂"来补充营养也是非常必要的。母乳是最适合婴儿的食物，但是母乳中缺乏维生素D。因此，母乳喂养的宝宝都需要额外补充维生素D。维生素D就是婴幼儿必须额外补充的营养。

2. 怎么知道哪种营养元素需要多少呢？

想了解不同年龄段的孩子对各类营养素所需的量有两个办法：第一，中国营养学会官方网站（https://www.cnsoc.org）公布了不同年龄段孩子各种膳食营养素参考摄入量，家长可以登录网页查询所需信息；第二，家长可以查阅中国营养学会发布的《中国居民膳食营养素参考摄入量》，其中也明确了各年龄段孩子所需各类营养元素的建议摄入量。

3. 营养元素补多了会对孩子身体造成伤害吗?

补充营养制剂偶尔超过人体最大耐受量不用太过担心。人体会将多余的元素排泄掉或以减少吸收的方式让其在体内的含量不超过正常水平，所以营养制剂的补充只要不是持续超过人体最大耐受量，对孩子身体不会造成很大的伤害。

二 孩子如何才能长得更高呢?

近年来，家长们越来越关注和重视孩子的身高问题。虽然决定孩子身高的主要因素在于遗传，但营养、运动、睡眠等因素都对孩子身高起着不可估量的作用。为了帮助孩子长高，家长应当重视以下几个问题。

1. 定期监测孩子的生长情况

所谓监测就是要定期检查。生长监测有助于在早期发现生长偏离，尤其有矮身材家族史的小朋友更需要定期监测。另外，定期监测还能早期发现孩子的器质性疾病，及时给予治疗。

知识加油站

人的一生中，身高增长有一定规律性。出生后的身高有两个快速增长时期，第一个是出生后第一年，平均身高增加25cm，第二年（1~2岁）平均增加10cm，2岁后平均每年增加5~7cm。第二个身高快速增长的时期是青春期。但这一时期的身高增长有较大的性别差异，整个青春期女孩长高25cm左右，男孩长高28~30cm。追赶任何原因造成孩子的生长不足都是不容易的。所以，定期给孩子进行身体检查并绘制孩子的生长曲线图非常重要，这样能够尽早发现生长偏离情况，寻找原因，及时采取干预措施。

2. 提供全面且充足的营养

全面且充足的营养才能保证孩子身高增长发挥最大潜能。高楼大厦的建设需要一块一块的砖砌，而正常生长发育需要一碗一碗的饭菜。不管是砖，还是每一餐饭菜，都必须是合格的，砖有砖的检验标准，饭菜有饭菜的检验标准，只有达到标准的营养供给才能满足身体长高的需求。除此之外，在医生指导下，帮助孩子养成良好饮食行为习惯才能让孩子的生长保持"可持续发展"。

3. 足够的运动

运动可以促进生长激素分泌，有助于孩子长高。"运动"是指有计划、有组织、重复性的身体活动，而且运动时平均心率应维持在120～150次/分钟，锻炼时间应达到20～60分钟，每周至少运动3～5次，才能取得理想的运动锻炼效果。有利于长高的运动是对抗地心引力的运动，如跳绳、摸高等弹跳运动。

4. 良好的睡眠

促使长高的重要因素之一是身体有足够的生长激素分泌。生长激素分泌的特点是呈脉冲式，白天分泌少晚上分泌多，前半夜分泌多后半夜分泌少，深睡眠分泌多浅睡眠分泌少。因此，睡得越迟，身体分泌的生长激素就越少，越不利于孩子长高。由于人一般在入睡后半小时至1小时才进入深度睡眠状态，所以专家的建议是：想要孩子长得高，就要早睡、睡好。孩子最好在晚上9:30进入睡眠状态。

国家免疫规划疫苗儿童免疫程序表（2021 年版）

可预防疾病	疫苗种类	接种途径	剂量	英文缩写	接种年龄														
					出生时	1月	2月	3月	4月	5月	6月	8月	9月	18月	2岁	3岁	4岁	5岁	6岁
乙型病毒性肝炎	乙肝疫苗	肌内注射	10μg 或 20μg	HepB	1	2					3								
结核病[1]	卡介苗	皮内注射	0.1mL	BCG	1														
脊髓灰质炎	脊灰灭活疫苗	肌内注射	0.5mL	IPV			1	2											
	脊灰减毒活疫苗	口服	1粒或2滴	bOPV					3								4		
百日咳、白喉、破伤风	百白破疫苗	肌内注射	0.5mL	DTaP				1	2	3				4					
	白破疫苗	肌内注射	0.5mL	DT															5
麻疹、风疹、流行性腮腺炎	麻腮风疫苗	皮下注射	0.5mL	MMR								1		2					
流行性乙型脑炎[2]	乙脑减毒活疫苗	皮下注射	0.5mL	JE-L								1			2				
	乙脑灭活疫苗	肌内注射	0.5mL	JE-I								1, 2			3				4
流行性脑脊髓膜炎	A群流脑多糖疫苗	皮下注射	0.5mL	MPSV-A							1		2						
	A群C群流脑多糖疫苗	皮下注射	0.5mL	MPSV-AC												3			4
甲型病毒性肝炎[3]	甲肝减毒活疫苗	皮下注射	0.5mL或1.0mL	HepA-L										1					
	甲肝灭活疫苗	肌内注射	0.5mL	HepA-I										1	2				

注：1. 主要指结核性脑膜炎、粟粒性结核等。
2. 选择乙脑减毒活疫苗接种时，采用两剂次接种程序。选择乙脑灭活疫苗接种时，采用四剂次接种程序；乙脑灭活疫苗第1、2剂间隔7～10天。
3. 选择甲肝减毒活疫苗接种时，采用一剂次接种程序。选择甲肝灭活疫苗接种时，采用两剂次接种程序。

附录 2

儿童常规接种疫苗种类表

疫苗名称	预防病种	接种部位	接种年龄	是否免费	缩写
乙肝疫苗	乙型病毒性肝炎	上臂三角肌/大腿前外侧	0、1、6 月龄	是	HepB
卡介苗	结核性脑膜炎、粟粒型肺结核	上臂三角肌中部略下处	出生时	是	BCG
脊髓灰质炎疫苗	脊髓灰质炎（小儿麻痹）	灭活疫苗：上臂三角肌/大腿前外侧	3、4 月龄	是	IPV
		减毒疫苗：口服	5 月龄、4 岁		bOPV
百白破疫苗	百日咳、白喉、破伤风	上臂三角肌/大腿前外侧	3、4、5 月龄，18～24 月龄	是	DTaP
麻风（麻疹）疫苗	麻疹、风疹	上臂外侧三角肌下缘	8 月龄	是	MR
麻腮风疫苗	麻疹、风疹、腮腺炎	上臂外侧三角肌下缘	18～24 月龄	是	MMR
乙脑减毒活疫苗	乙型脑炎	上臂外侧三角肌下缘	8 月龄、2 周岁	是	JE-L
A 群流脑多糖疫苗	A 群脑膜炎球菌引起的流脑	上臂外侧三角肌	6～18 月龄共二剂，间隔 3 个月	是	MPSV-A
A+C 流脑疫苗	A 群 C 群脑膜炎球菌引起的流脑	上臂外侧三角肌	3、6 周岁	是	MPSV-AC
甲肝疫苗	甲型病毒性肝炎	上臂三角肌	减毒：18 月龄	是	HepA-L
			灭活：18 月龄、24 月龄共 2 剂	否	HepA-I